先 进 核 电 技 术 与 核 安 全 系 列

"十二五"国家重点图书出版规划项目
核能与核技术出版工程
总主编 杨福家

电离辐射环境安全

Ionizing Radiation Environment Safety

陆书玉 主编

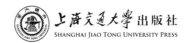
上海交通大学出版社
SHANGHAI JIAO TONG UNIVERSITY PRESS

内容提要

本书为"十二五"国家重点图书出版规划项目"核能与核技术出版工程"之一。主要介绍电离辐射基础知识、辐射安全与防护基本概念、辐射安全与防护标准、核技术在医学与工业等领域应用的辐射防护、辐射环境监测、辐射环境管理和辐射事故管理等内容。

本书可供从事核技术利用、辐射安全与防护、辐射环境监测和辐射环境监督管理方面的专业人士以及对电离辐射环境安全感兴趣的有关人员阅读。

图书在版编目(CIP)数据

电离辐射环境安全/陆书玉主编. —上海：上海
交通大学出版社，2016
核能与核技术出版工程
ISBN 978 - 7 - 313 - 14193 - 4

Ⅰ.①电… Ⅱ.①陆… Ⅲ.①电离辐射－辐射防护
Ⅳ.①R14

中国版本图书馆 CIP 数据核字 (2015) 第 298904 号

电离辐射环境安全

主　　编：陆书玉
出版发行：上海交通大学出版社　　　　地　　址：上海市番禺路 951 号
邮政编码：200030　　　　　　　　　　电　　话：021 - 64071208
出 版 人：韩建民
印　　制：山东鸿君杰文化发展有限公司　经　　销：全国新华书店
开　　本：710 mm×1000 mm　1/16　印　　张：15
字　　数：244 千字
版　　次：2016 年 3 月第 1 版　　　　　印　　次：2016 年 3 月第 1 次印刷
书　　号：ISBN 978 - 7 - 313 - 14193 - 4/R
定　　价：78.00 元

丛书编委会

总主编
杨福家（复旦大学原校长，中国科学院院士）

编　委（按姓氏笔画排序）
于俊崇（中国核动力研究设计院，中国工程院院士）
马余刚（中国科学院上海应用物理研究所，研究员）
马栩泉（清华大学核能技术设计研究院，教授）
王大中（清华大学原校长，中国科学院院士）
韦悦周（上海交通大学核科学与工程学院，教授）
申　森（上海核工程研究设计院，研究员级高工）
朱国英（复旦大学放射医学研究所，研究员）
华跃进（浙江大学农业与生物技术学院，教授）
许道礼（中国科学院上海应用物理研究所，研究员）
孙　扬（上海交通大学物理与天文系，教授）
苏著亭（中国原子能科学研究院，研究员级高工）
肖国青（中国科学院近代物理研究所所长，研究员）
吴国忠（中国科学院上海应用物理研究所，研究员）
沈文庆（中国科学院上海分院，中国科学院院士）
陆书玉（上海市环境科学学会副理事长，教授）
周邦新（上海大学材料研究所所长，中国工程院院士）
郑明光（上海核工程研究设计院院长，研究员级高工）
赵振堂（中国科学院上海应用物理研究所所长，研究员）
胡立生（上海交通大学电子信息与电气工程学院，教授）
胡思得（中国工程物理研究院，中国工程院院士）
徐步进（浙江大学农业与生物技术学院，教授）
徐洪杰（中国科学院上海应用物理研究所原所长，研究员）
黄　钢（上海健康医学院院长，教授）
曹学武（上海交通大学机械与动力工程学院，教授）
程　旭（上海交通大学核科学与工程学院，教授）
潘健生（上海交通大学材料科学与工程学院，中国工程院院士）

本书编委会

主　编　陆书玉

编　委（按姓氏笔画）

戈立新　朱建华　朱　毅　孙达人

汪名侠　陈继亮　罗丽娟　金　峰

顾乃谷　戴继伟

总　　序

　　1896 年法国物理学家贝可勒尔对天然放射性现象的发现,标志着原子核物理学的开始,直接导致了居里夫妇镭的发现,为后来核科学的发展开辟了道路。1942 年人类历史上第一个核反应堆在芝加哥的建成被认为是原子核科学技术应用的开端,至今已经历了 70 多年的发展历程。核技术应用包括军用与民用两个方面,其中民用核技术又分为民用动力核技术(核电)与民用非动力核技术(即核技术在理、工、农、医方面的应用)。在核技术应用发展史上发生的两次核爆炸与三次重大核电站事故,成为人们长期挥之不去的阴影。然而全球能源匮乏以及生态环境恶化问题日益严峻,迫切需要开发新能源,调整能源结构。核能作为清洁、高效、安全的绿色能源,还具有储量最丰富、高能量密集度、低碳无污染等优点,受到了各国政府的极大重视。发展安全核能已成为当前各国解决能源不足和应对气候变化的重要战略。我国《国家中长期科学和技术发展规划纲要(2006—2020)》明确指出"大力发展核能技术,形成核电系统技术的自主开发能力",并设立国家科技重大专项"大型先进压水堆及高温气冷堆核电站专项",把"钍基熔盐堆"核能系统列为国家首项科技先导项目,投资 25 亿元,已在中国科学院上海应用物理研究所启动,以创建具有自主知识产权的中国核电技术品牌。

　　从世界来看,核能应用范围正不断扩大。目前核能发电量美国排名第一,中国排名第六;不过核能发电的占比方面,法国占比约 74%,排名第一,中国仅约 2%,排名几乎最后。但是中国在建、拟建和提议的反应堆数比任何国家都多。相比而言,未来中国核电有很大的发展空间。2015 年为中国核电重启的关键年,据中国核能行业协会发布的最新数据显示,截至 2015 年 6 月底,中国投入商业运行的核电机组共 25 台,总装机容量为 2 334 万千瓦。值此核电发展的历史机遇期,中国应大力推广自主开发的第三代以及第四代的"快堆"、

"高温气冷堆"、"钍基熔盐堆"核电技术,努力使中国核电走出去,带动中国由核电大国向核电强国跨越。

随着先进核技术的应用发展,核能将成为逐步代替化石能源的重要能源。受控核聚变技术有望从实验室走向实用,为人类提供取之不尽的干净能源;威力巨大的核爆炸将为工程建设、改造环境和开发资源服务;核动力将在交通运输及星际航行等方面发挥更大的作用。核技术几乎在国民经济的所有领域得到应用。原子核结构的揭示,核能、核技术的开发利用,是21世纪人类征服自然的重大突破,具有划时代的意义。然而,日本大海啸导致的福岛核电站危机,使得发展安全级别更高的核能系统更加急迫,核能技术与核安全成为先进核电技术产业化追求的核心目标,在国家核心利益中的地位愈加显著。

在21世纪的尖端科学中,核科学技术作为战略性高科技学科,已成为标志国家经济发展实力和国防力量的关键学科之一。通过学科间的交叉、融合,核科学技术已形成了多个分支学科并得到了广泛应用,诸如核物理与原子物理、核天体物理、核反应堆工程技术、加速器工程技术、辐射工艺与辐射加工、同步辐射技术、放射化学、放射性同位素及示踪技术、辐射生物等,以及核技术在农学、医学、环境、国防安全等领域的应用。随着核科学技术的稳步发展,我国已经形成了较为完整的核工业体系。核科学技术已走进各行各业,为人类造福。

无论是科学研究方面,还是产业化进程方面,我国的核能与核技术研究与应用都积累了丰富的成果和宝贵经验,应该系统总结、整理一下。另外,在大力发展核电的新时期,也急需有一套系统而实用的、汇集前沿成果的技术丛书作指导。在此鼓舞下,上海交通大学出版社联合上海市核学会,召集了国内核领域的权威专家组成高水平编委会,经过多次策划、研讨,召开编委会商讨大纲、遴选书目,最终编写了这套"核能与核技术出版工程"丛书。本丛书的出版旨在:培养核科技人才;推动核科学研究和学科发展;为核技术应用提供决策参考和智力支持;为核科学研究与交流搭建一个学术平台,鼓励创新与科学精神的传承。

这套丛书的编委及作者都是活跃在核科学前沿领域的优秀学者,如核反应堆工程及核安全专家王大中院士、核武器专家胡思得院士、实验核物理专家沈文庆院士、核动力专家于俊崇院士、核材料专家周邦新院士、核电设备专家潘健生院士,还有"国家杰出青年"科学家、"973"项目首席科学家、"国家千人计划"特聘教授等一批有影响的科研工作者。他们都来自各大高校及研究单位，如清华大学、复旦大学、上海交通大学、浙江大学、上海大学、中国科学院上海应用物理研究所、中国科学院近代物理研究所、中国原子能科学研究院、中国核动力研究设计院、中国工程物理研究院、上海核工程研究设计院、上海市辐射环境监督站等。本丛书是他们最新研究成果的荟萃，其中多项研究成果获国家级或省部级大奖，代表了国内甚至国际先进水平。丛书涵盖军用核技术、民用动力核技术、民用非动力核技术及其在理、工、农、医方面的应用。内容系统而全面且极具实用性与指导性，例如，《应用核物理》就阐述了当今国内外核物理研究与应用的全貌，有助于读者对核物理的应用领域及实验技术有全面的了解，其他书目也都力求做到了这一点，极具可读性。

　　由于本丛书良好的立意和高品质的学术成果，使得本丛书在策划之初就受到国家的重视，成功入选了"十二五"国家重点图书出版规划项目。另外，本丛书也受到上海新闻出版局的高度肯定，部分书目成功入选了"上海高校服务国家重大战略出版工程"。

　　在丛书出版的过程中，我们本着追求卓越的精神，力争把丛书从内容到形式上做到最好。希望这套丛书的出版能为我国大力发展核能技术提供上游的思想、理论、方法，能为核科技人才的培养与科创中心建设贡献一份力量，能成为不断汇集核能与核技术科研成果的平台，推动我国核科学事业不断向前发展。

2015 年 11 月

前　言

2014 年 4 月 15 日，习近平总书记在中央国家安全委员会上首次提出总体国家安全观，并首次将核安全作为非传统安全纳入国家安全体系，充分体现了国家对核安全的高度重视和确保核安全的坚定信心。核安全是核能和核技术事业发展的生命线，是核能和核技术健康有序发展的重要保障。电离辐射环境安全作为核安全的一个重要组成部分，也越来越受到人们的关注。

为提高核技术应用行业从业人员、辐射环境管理人员、辐射环境监测人员的安全文化素养和辐射安全防护的专业知识水平，上海市环境科学学会组织有关专业技术人员编写了《电离辐射环境安全》一书。

本书内容包括电离辐射基础知识、辐射安全与防护基本概念、辐射安全与防护标准、核技术医学应用辐射防护、核技术工业等领域应用辐射防护、辐射环境监测、辐射安全管理和辐射事故管理等。本书不仅可用于广大核技术应用从业人员、相关管理人员的辐射安全防护知识培训，还可作为从事辐射安全防护工作的管理人员和专业技术人员的案头常备参考书。

本书在编写过程中，得到了国家环境保护部核安全管理司、上海市环境保护局、上海市辐射环境监督站领导和专家的关心和指导，提出了许多宝贵意见和建议。所有参与编写的人员为本书付出了辛勤劳动，在此表示衷心的感谢。限于编者的水平和经验，加上编写时间仓促，本书存在的不足之处，恳请读者批评与指正。

目　　录

第 1 章

电离辐射基础知识

在现代生活中,辐射这个名词几乎充斥着我们生活的每个角落,但什么是电离辐射呢? 电离辐射与辐射是一回事吗? 要搞清楚这个问题,首先要对"电离"与"辐射"有一个基本的概念。

何谓电离?

近代科学告诉我们,分子是由原子组成的,而原子则由原子核及核外电子组成。原子核带正电荷,核外电子带负电荷,因此整个原子是电中性的。通常情况下,核外电子按照泡利(Pauli)不相容原理、洪特(Hund)规则及最低能量原理排布在核外轨道中,此时原子处于稳定状态,原子的这种状态也称为基态(ground state)。当原子受到外界作用(如射线照射)时,其某个或某些电子可能获得能量,从较低能级的内层轨道跃迁到较高能级的外层轨道,即所谓的激发(excitation),此时原子就处于激发态(excited state)。激发态原子是不稳定的,高能级轨道的某个或某些电子很快就会向低能级轨道跃迁以填补所空缺的位置。此时,原子从激发态回到基态,称为退激(de-excitation),电子多余的能量一般以发射 X 射线的形式释放出来。如果电子从外界获得的能量足够大,则该电子可脱离原子核引力的束缚而离开原子,原子本身则变成带正电荷的离子,这一现象称为电离(ionization)。电离的结果使原来中性的原子转化成了一对正负离子对。

何谓辐射?

辐射指的是能量以电磁波或粒子(如 α 粒子、β 粒子等)的形式向外扩散。自然界中的一切物体,只要温度在绝对温度(K)零度(零下 273.16℃)以上,都以电磁波或粒子的形式时刻不停地向外传送能量,这种传送能量的方式称为辐射。辐射的能量从辐射源向外所有方向直线放射。物体通过辐射所放出的能量,称为辐射能。其中以电磁波形式传播能量的方式称之为电磁辐射。电磁辐射的种类很多,按能量从高往低排列,大致可分为 γ 射线、X 射线、紫外线、可见光、红外线及各种波长的无线电波。γ 射线和 X 射线波长很短,能量很高,与物质作用时能使分子、原子电离,因此 γ 射线和 X 射线既是电磁辐射,也是电离辐射。其他电磁辐射与物质作用时不能使分子、原子电离,因此是非电离辐射,可见光只占非电离辐射的很小一部分。

由此可见,在辐射防护领域,电离辐射(ionizing radiation)是指能在生物物质中使分子或原子发生电离,产生离子对的辐射。电离辐射包括高能粒子和高能电磁辐射。常见的电离辐射包括 α 射线、β 射线、X 射线、γ 射线和中子等。放射性核素与射线装置是常见的电离辐射源。

1.1　X 射线的发现

1895 年德国科学家伦琴(Röntgen)在研究阴极射线时发现一种穿透本领很强且能使照相底片感光的辐射,这种辐射称为 X 射线(又称为伦琴射线)。经过较长的时间以后,人们才知道 X 射线是一种比紫外线波长更短的电磁波,它具有电磁辐射的一切特性。

X 射线是高速运动的电子与物质相互作用而产生的,这种过程通常在 X 射线管内进行。图 1-1 是 X 射线管的示意图。k 是阴极,当灯丝电源 E 被接通时,灯丝被加热达到高温就能发射出足够数量的电子。a 是阳极,也称为对阴极。在阴极和对阴极之间加上高电压,阴极产生的电子在强电场中加速,到达阳极时将具有很高的能量。这种高速电子与阳极的靶面物质相互作用便可产生 X 射线。在通常的技术设备中,电子的能量约为 100 keV 左右,但也有能使电子能量超过 1 MeV 以上的 X 射线装置。

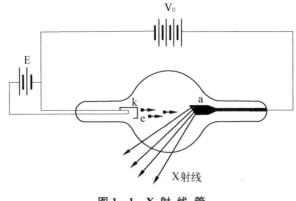

图 1-1　X 射 线 管

伦琴先生发现 X 射线后,便用他所发现的 X 射线为他夫人照了一张 X 射线片(见图 1-2),这是人类历史上的第一张 X 射线片,伦琴先生亲自在照相底板上用钢笔写上"1895,12,22"。

1896 年 X 射线便开始应用于临床医学,医生第一次利用 X 射线影像技术,准确地将伦敦一妇女手部软组织中的一根缝衣针进行定位,并将其取出。利用 X 射线影像技术,医生可以对人体的任何部位、组织、器官进行显像并发现异常。

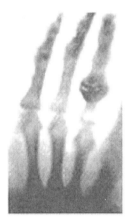

**图 1-2　伦琴夫人
手指的 X 射线片**

1.2　放射性的发现

1896 年,法国科学家亨利·贝可勒尔(H. Becquerel)发现,从铀的化合物中自发地放出一种辐射,它同样能穿透黑纸而使里面的照相底片感光,由此发现了天然放射性。

某些核素具有自发地放出粒子或 γ 射线,或在发生轨道电子俘获之后放出 X 射线,或发生自发裂变的性质,这些性质称为放射性。具有放射性的核素称为放射性核素。1900 年,卢瑟福(Rutherford)和索迪(Soddy)经过进一步的研究指出:放射性现象与原子核从一种结构或能量状态自发地转变为另一种结构或能量状态相联系。微观粒子系统从某一种状态到另一种状态的过渡称为跃迁。放射性核素放射出来的粒子或辐射是原子核发生自发跃迁的结果。

放射性核素有天然放射性核素和人工放射性核素之分。天然放射性核素大多属于由重元素组成的三个放射系(即钍系、铀系和锕系)。此外,还存在一些非系列的天然放射性核素,例如 ^{3}H,^{14}C,^{40}K,^{138}La,^{176}Lu 等。人工放射性核素是指通过反应堆和加速器生产出来的一类核素。

到目前为止,元素周期表中的 109 种元素组成了两千余种放射性核素。放射性核素广泛应用于核医学、放射治疗、辐照应用、工业生产、地质勘探等各个领域。

1.3　自发核跃迁的主要类型

1898 年,玛丽(Marie,即居里夫人)和皮埃尔·居里(Pierre Curie)从铀的矿石中发现了放射性活度比铀更强的钋和镭。后来还发现,镭放出三种射线,这三种射线在磁场中表现出不同的偏转行为,如图1-3所示。

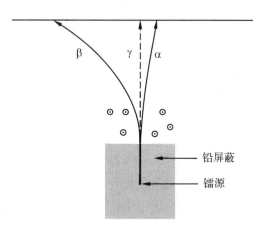

图 1-3 镭的三种射线在磁场中的偏转

⊙表示磁场方向垂直纸面向外

图1-3中,β射线是指β⁻射线,β⁻射线是一种高速运动的电子,电子带负电荷,所以β⁻射线往左偏离;电子质量很小,运动速度很快,所以偏转角度大。α射线是氦原子核,带2个正电荷,所以α射线往右偏离;α粒子质量比电子大得多,运动速度很慢,所以偏转角度小。γ射线是电磁波,不带电荷,所以其运动轨迹不受磁场的影响。

原子核放射出来的射线同原子核发生跃迁的类型有关。自发核跃迁的主要类型有:α衰变、β⁻衰变、β⁺衰变、电子俘获、同核异能跃迁(γ衰变)。

1.3.1 α衰变

原子核由于自发地放出α粒子而转变成另一种原子核的过程称为α衰变。α粒子实际上就是带有两个正电荷的^{4}He原子核,它们在磁场中只有轻微的偏转。图1-3中向右偏转的一束射线,即α射线。

^{226}Ra放出一个α粒子变成了^{222}Rn,这种衰变过程,可以用如下反应式表示:

$$^{226}_{88}\text{Ra} \rightarrow {}^{222}_{86}\text{Rn} + \alpha + Q$$

原子核发生α衰变的通式为

$$^{A}_{Z}\text{X} \rightarrow {}^{A-4}_{Z-2}\text{Y} + {}^{4}_{2}\alpha + Q$$

式中,$_Z^A$X 为母体核素(A 为质量数,相当于原子核中质子数与中子数之和;Z 为核电荷数,相当于原子核中的质子数或核素的原子序数);$_{Z-2}^{A-4}$Y 为子体核素;Q 为衰变能。衰变能是指在原子核衰变过程中,由核内部所释放出来的能量,它包括 α 粒子所带走的动能和剩余核(即子体核)的反冲能。

1.3.2　β⁻衰变

原子核由于自发地放出 β⁻粒子而转变成另外一种原子核的过程称为 β⁻衰变。β⁻粒子实质上是高能电子,它带 1 个负电荷。在 β⁻衰变中,原子核释放出 1 个负电荷,意味着核电荷增加 1(核电荷是正的),因此生成的子核原子序数增加 1;电子质量很小,原子核释放 1 个电子对原子核的质量影响很小,因此生成的子核质量数不变。例如 ^{60}Co 经过 β⁻衰变生成新核素 ^{60}Ni,这个衰变过程可写为

$$_{27}^{60}\mathrm{Co} \longrightarrow {}_{28}^{60}\mathrm{Ni} + \beta^- + \bar{\nu} + Q$$

式中,β⁻为电子,有时也写为 e 或 $_{-1}^{0}$e;$\bar{\nu}$ 为反中微子;Q 为衰变能。

原子核发生 β⁻衰变的一般式为

$$_Z^A\mathrm{X} \longrightarrow {}_{Z+1}^{A}\mathrm{Y} + {}_{-1}^{0}\mathrm{e} + \bar{\nu} + Q$$

反中微子是 β⁻衰变过程中伴随 β 粒子而放射出来的一种基本粒子,常用符号 $\bar{\nu}$ 表示。它的反粒子称为中微子,以符号 ν 表示。ν 与 $\bar{\nu}$ 都不带电,它们的静止质量为零,它们与其他物质的相互作用极为微弱,因而穿透能力极强。

原子核由质子和中子组成。β⁻衰变可以看成是母体核内一个中子衰变,生成一个质子,放出一个电子和一个反中微子的过程。

β⁻衰变过程有三个生成物,即子核、电子和反中微子(β⁺衰变则为子核、电子和中微子)。因此,衰变能由三个粒子共同分配。由于子核的质量比电子和中微子的质量大很多,按照能量守恒和动量守恒原理,衰变能主要由电子和反中微子带走。电子和反中微子的能量各自都是连续分布的。图 1-4 给

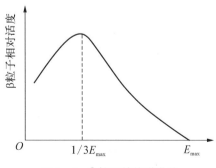

图 1-4　β 粒子的能谱曲线

出了 β 粒子的能谱曲线。

由图 1 - 4 可见，β 射线的能量是连续分布的，但在曲线右边终点处有一确定的最大能量 E_{max}。动能很大和动能很小的 β 粒子数目都比较少，能量为最大能量 E_{max} 三分之一左右的 β 粒子最多，故一般取 β 粒子最大能量 E_{max} 的三分之一作为 β 粒子的平均能量，即

$$\overline{E} = \frac{1}{3} E_{max} \tag{1-1}$$

通常 β 粒子的能量都是以其最大能量 E_{max} 表示的。

1.3.3 β⁺ 衰变

β⁺ 衰变是从母体核中发射出一个 β⁺ 粒子（即正电子 e^+）和一个中微子 ν 的过程。β⁺ 粒子带 1 个正电荷。在 β⁺ 衰变中，原子核释放出 1 个正电荷，核电荷减少 1，因此生成的子核原子序数减少 1；正电子质量同样很小，原子核释放 1 个正电子对原子核的质量影响很小，因此生成的子核质量数不变。例如：

$$^{13}_{7}\text{N} \rightarrow ^{13}_{6}\text{C} + \beta^+ + \nu + Q$$

β⁺ 代表正电子，它的质量与电子质量相等，但它带正电，与电子构成一对反粒子。

原子核进行 β⁺ 衰变的一般式为

$$^{A}_{Z}\text{X} \rightarrow ^{A}_{Z-1}\text{Y} + ^{0}_{+1}e + \nu + Q$$

β⁺ 衰变可以看成是母体核内一个质子转变为一个中子，放出一个 β⁺ 粒子和中微子的过程。这个过程可以写为

$$\text{p} \rightarrow \text{n} + \beta^+ + \nu$$

β⁺ 粒子很不稳定，当它在介质中耗尽动能后，会迅速与周围的一个电子作用，发生湮没反应，β⁺ 粒子与电子同时消失，转化成两个运动方向相反能量均为 0.511 MeV 的 γ 光子。

1.3.4 轨道电子俘获(EC)

轨道电子俘获简称电子俘获，可用 EC 表示。所谓电子俘获，是指原子核俘获核外某一层电子，使原子核发生跃迁的过程。由于电子带负电荷，电子被

俘获进原子核内后,就与原子核内的质子的正电荷发生中和反应,原子核的核电荷减少 1。电子质量很小,对子核的质量影响很小,所以生成的子核质量数不变。由于 K 壳层离原子核最近,因此俘获 K 壳层电子的概率最大,并把这种俘获称为 K 俘获。例如:

$$^{55}_{26}\text{Fe} + ^{0}_{-1}\text{e} \rightarrow ^{55}_{25}\text{Mn} + \nu + Q$$

核素发生电子俘获的一般式为

$$^{A}_{Z}\text{X} + ^{0}_{-1}\text{e} \rightarrow ^{A}_{Z-1}\text{Y} + \nu + Q$$

电子俘获过程同样也可以看作是核内一个质子转变成为一个中子,并放出中微子的过程。即

$$\text{p} + ^{0}_{-1}\text{e} \rightarrow \text{n} + \nu$$

母核如果发生了 K 俘获,则 K 壳层少了一个电子,出现一个空位。这时处于能态较高的电子(如 L 壳层或其他壳层电子)就会跃迁到 K 壳层,以填补这个空位,多余的能量以特征 X 射线形式放出,即

$$E_X = \varepsilon_K - \varepsilon_L$$

式中,E_X 为特征 X 射线能量;ε_K 为 K 壳层电子的结合能;ε_L 为 L 壳层电子的结合能。

K 俘获产生的子核除通过放出特征 X 射线将多余的能量释放外,还可能把这个能量交给外层轨道电子(如 L 层电子或其他壳层电子),从而使这个电子成为自由电子被放出。这个电子称为俄歇电子,这个过程称为俄歇效应。K 俘获所引起的发射特征 X 射线(KX 射线)和俄歇电子的过程如图 1-5 所示。

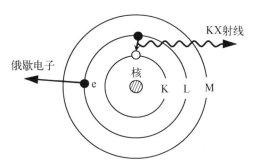

图 1-5　KX 射线和俄歇电子的发射

1.3.5　同核异能跃迁

有许多放射性核素在发生 α 衰变或 β 衰变后,生成的子核往往处于激发态,处于激发态的原子核不稳定,会自发地向基态跃迁,称之为同核异能跃迁,而处于激发态和基态的原子核的能态则互称为同核异能态。激发态的原子核

在发生同核异能跃迁时会释放能量,释放能量的主要途径是发射 γ 射线。大部分原子核处于激发态的时间十分短暂($<10^{-11}$ s),因而 γ 衰变可以看成是伴随着 α 衰变、β 衰变同时发生的。也有些原子核衰变时,子体处于激发态的时间较长,因此可以把 γ 衰变的半衰期单独测量出来,此时子核常被看作是一种单独的核素,称为同核异能素。它本身又作为母体,经 γ 衰变而转变成核电荷数 Z 和质量数 A 都相同但能量状态不同的子核,例如核医学中常用的核素 ^{99m}Tc通过 γ 衰变生成子核^{99}Tc,半衰期为 6.02 h。

$$^{99m}_{43}\text{Tc} \rightarrow ^{99}_{43}\text{Tc} + \gamma$$

处于同核异能态的原子核还可通过发射"内转换电子"(internal conversion electron),使原子核从激发态跃迁到基态。内转换电子就是原子核的激发能直接传递给核外电子,核外电子获得能量后脱离了原子核对它的束缚,向外发射,成为内转换电子。如上述^{99m}Tc,在发生同核异能跃迁时,约 91% 的^{99m}Tc 是通过 γ 衰变跃迁到基态,还有约 9% 则是通过发射内转换电子释放能量的,这种内转换电子具有单一能量,不同于 β 射线的连续能谱。因此,发射 γ 射线和内转换电子是原子核从激发态跃迁到较低能级或基态时的两种基本方式。内转换现象一般发生在靠近原子核的 K 层轨道,由于 K 层电子发射后留下空位,因而处于较高能级的外层轨道电子就会跃迁到 K 层轨道,以填补空缺,因此原子核发射内转换电子后也会继续发生次级辐射,如发射特征 X 射线或俄歇电子。

γ 射线的性质和 X 射线相似,都是一种电磁辐射,但前者来自激发态的原子核释放的能量,后者则来自激发态的原子释放的能量。γ 射线的能量是单色的,它的大小差不多等于两个核能级之差(子核基本不带走能量)。

多数核素在衰变时可能发射不止一种能量的 γ 射线,例如^{60}Co 衰变时放射出两种不同能量的 γ 射线(1. 17 MeV,1. 33 MeV),^{131}I 衰变时主要放射出 5 种不同能量的 γ 射线(0. 082 MeV,0. 284 MeV,0. 364 MeV,0. 637 MeV,0. 723 MeV)。

1.4 放射性核素的衰变规律

各种放射性核素衰变时,虽然放出的射线种类及能量各不相同,其衰变速率也各有快慢,但是各种放射性核素有着共同的衰变规律。

实践证明,对某一放射性核素来说,在单位时间内,每个原子核发生衰变的概率相同,且是独立地随机发生的,dt 时间间隔内发生衰变的原子核数量 dN 与 t 时刻原子核数量成正比,即

$$\frac{dN}{dt} = -\lambda N$$

则有

$$N = N_0 e^{-\lambda t} \tag{1-2}$$

式中,N 为 t 时刻放射性核素原子核的数量;N_0 为在起始时刻($t=0$)放射性核素原子核的数量;λ 为衰变常数,表征单位时间内每个放射性核素的原子核发生衰变的概率。式(1-2)与放射性活度 A 具有相同的表达式:

$$A = A_0 e^{-\lambda t} \tag{1-3}$$

式中,A 为 t 时刻放射性活度(Bq),其定义见 1.5.2 节;A_0 为起始时刻($t=0$)的放射性活度(Bq)。

由此可见,放射性核素的衰变符合指数衰减规律,衰变常数 λ 越大,放射性核素衰变越快。

1.4.1　半衰期

半衰期 $T_{1/2}$ 是指某种放射性核素的原子核数量衰变至原来一半所需的时间。按原子核指数衰变规律:

$$T_{1/2} = \frac{\ln 2}{\lambda} = \frac{0.693}{\lambda} \tag{1-4}$$

在放射性实践活动中,半衰期是一个很重要的参数。对某个放射源而言,半衰期越短,则表明此放射源衰减越快;而如果半衰期越长,则表明该放射源衰减越慢。经过 n 个半衰期,放射源的活度将减弱至原来的 $(1/2)^n$。

从处置放射性废物(源)的角度看,对中、短半衰期的放射性废物(源),可采取妥善存放的方法来降低放射性废物的放射性活度或放射性比活度(放射性浓度),以期使其达到清洁解控水平;对长半衰期的放射性废物(源),则无法通过存放的方法来降低放射性废物的放射性活度或比活度(放射性浓度),只能送交有相应资质的单位收贮。经过 10 个半衰期,理论上放射性废物(源)的活度、比活度(放射性浓度)将降至原来的 1/1 024(下降 3 个数量级)。当然,由于生产工艺方面的原因,某些放射性物质可能混有半衰期较长的其他放射

性杂质,因此,仍不能忽视对放射性废物(源)的监测工作。

1.4.2 射线能量

射线的能量是反映放射性特征的一个重要物理量。放射性粒子以很快的速度飞行着,这种飞速运动的力量,通常不使用速度来表征,而是用能量来表征。对同一种放射性粒子,能量越大,运动速度越快,对物体穿透本领越大。因此,在放射性核素应用及辐射防护工作中,必须了解射线的能量。

常用能量单位是电子伏特(eV),表示一个电子在真空中通过 1 V 电位差时所获得的能量。不同数量级能量转换关系如下:

$$1\ keV = 10^3\ eV$$
$$1\ MeV = 10^6\ eV$$
$$1\ GeV = 10^9\ eV$$

1.5 核素、同位素及放射性活度

1.5.1 核素与同位素

核素是指原子核内具有特定数目的中子和质子并具有同一能态的一类原子。如:$^{99}_{43}Tc$ 与 $^{99m}_{43}Tc$,它们原子核中的质子数都为 43,中子数都为 56(99—43=56),但它们的能量状态不同,前者原子核处于基态,后者原子核处于激发态,故 $^{99}_{43}Tc$ 与 $^{99m}_{43}Tc$ 是两种不同的核素。广义上,核素可以指任何元素。

同位素是指原子核内具有相同的质子数(或原子序数)而中子数不同的一类核素,它们在元素周期表中处于同一位置。例如,$^{1}_{1}H$、$^{2}_{1}H$ 和 $^{3}_{1}H$,中文也称氢、氘和氚。它们的质子数都等于 1,而中子数分别为 0,1 和 2,故 $^{1}_{1}H$、$^{2}_{1}H$ 和 $^{3}_{1}H$ 相互为同位素。其中 $^{1}_{1}H$ 和 $^{2}_{1}H$ 是非放射性的核素,称之为稳定同位素;而 $^{3}_{1}H$ 是放射性的核素,称之为放射性同位素。由此可见,同位素分为两类:稳定同位素和放射性同位素。

1.5.2 放射性活度

放射性活度是表示放射性核素特征的一个物理量,衡量放射性物质的多少通常不用质量单位,因为质量的多少不能反映出放射性的强弱,有些放射性强的物质,其质量不一定大,而放射性弱的物质,其质量不一定小。

放射性活度是指一定量放射性核素在单位时间间隔内的衰变数目,通常用 A 来表示:

$$A - \frac{dN}{dt} \tag{1-5}$$

式中,A 为放射性活度,在国际单位制(SI)中,其单位为每秒 1 次衰变,单位专名为贝可勒尔,简称贝可,符号为 Bq。有如下关系:

$$1\ Bq = 1\ dps$$

式中,dN 表示在 dt 时间间隔内,一定量核素发生衰变的数量;dps 表示每秒发生 1 次衰变。

Bq 是一个很小的单位,为了方便起见,引入一些派生单位:kBq,MBq,GBq,TBq,分别相当于 $10^3\ Bq$,$10^6\ Bq$,$10^9\ Bq$,$10^{12}\ Bq$。放射性活度的曾用单位为居里(Curie,简记为 Ci)。换算关系如下:

$$1\ Ci = 3.7 \times 10^{10}\ Bq$$

Ci 则是一个很大的单位,为了方便起见,同样引入一些派生单位:mCi,μCi,分别相当于 $10^{-3}Ci$,$10^{-6}Ci$。

在实际应用中,经常遇到“放射性比活度”和“放射性浓度”这两个物理量。

放射性比活度简称比活度,通常是指固体放射性物质的放射性活度与其质量之比,即单位质量放射性物质中的放射性活度,用符号 A_m 表示。

$$A_m = A/m \tag{1-6}$$

式中,m 为放射性物质的质量,常用的放射性比活度的 SI 单位为 Bq/kg 或 Bq/g。

在非密封型放射性同位素实验中,比活度更多的是用单位化学量的物质所具有的放射性活度来表示,如 Bq/mmol。

放射性浓度通常指液体和气体中放射性活度与其体积之比,即单位体积放射性物质中的放射性活度,用符号 C_A 表示。

$$C_A = A/V \tag{1-7}$$

式中,V 为放射性液体或气体的体积,放射性浓度的 SI 单位是 Bq/L。

放射性比活度和放射性浓度常用于判定特定物质的放射性强弱,在环境监测、辐射防护等工作中有着十分重要的意义。

第 2 章
辐射安全与防护的基本概念

作用于人体的电离辐射源分为天然辐射源和人工辐射源两大类。前者存在于宇宙空间和地壳物质中,后者来自人类的一些实践活动或辐射事件。天然辐射源对地球上人类的辐射照射,称为天然本底照射。人体受到各类电离辐射的照射,有可能产生各种有害的生物效应。

2.1 辐射生物效应

2.1.1 辐射效应的分类

电离辐射对人体的照射有可能产生各种生物效应。人们曾经把辐射对人体的危害分为躯体效应和遗传效应。发生在被照射个体本身的生物效应(如白内障、皮肤损伤等)称为躯体效应。受到照射而损伤显现在其后代身上的生物效应称为遗传效应。另外按辐射效应出现时间的早晚,分为近期效应和远期效应。近期效应又分为急性效应和慢性效应,远期效应一般发生在受照后数年至数十年,如白血病、癌症和遗传性疾患。

国际放射防护委员会(International Commission on Radiological Protection, ICRP)第 26 号出版物将辐射有害效应分为随机性效应和非随机性效应,ICRP第 60 号出版物又将非随机性效应改称为确定性效应。

随机性效应是指效应的发生概率与剂量之间是线性无阈的关系。这种效应,从防护的观点认为不存在剂量阈值。即使很小的剂量,也有可能诱发随机效应的发生,不过发生概率很小而已。随机效应发生的概率随受照剂量的增加而增大,因此一切不必要的照射都应避免,使随机效应发生的概率降低到可以接受的水平。

随机效应包括致癌效应和遗传效应。

确定性效应是指效应的发生概率和严重程度随剂量而变化。这种效应存在着剂量的阈值。如眼晶体白内障,骨髓损伤的造血障碍,生殖腺损伤的生育能力下降及皮肤损伤等。所以,人们只要把受照剂量保持在器官或组织相应阈剂量以下,就完全可以避免有害的确定性效应发生,把确定性效应的发生概率降低到尽可能低的水平。

为此,辐射防护工作的目的就是避免发生有害的确定性效应,并把随机效应的发生概率限制到可以接受的水平。

随机效应是无法消除的,只要从事与电离辐射相关的工作,受到电离辐射的照射,就有可能产生随机效应。人类即使不从事与电离辐射相关的工作,同样会受到宇宙射线及环境本底的照射,甚至人体内本身就存在一定量的放射性核素如 ^{40}K,^{14}C 等。确定性效应则有可能通过从业人员素质的提高、防护制度的完善、先进设备和技术的应用等,予以避免。

2.1.2 影响辐射效应的因素

辐射损伤是一个复杂的过程,影响辐射效应的因素有很多,主要分为与辐射有关的因素和与被照机体有关的因素两大类。

2.1.2.1 与辐射有关的因素

1)照射剂量

照射剂量与生物效应之间存在一定的相依关系,总的关系是受照剂量越大则发生的生物效应也越显著,但并不是线性关系。

2)剂量率

一般情况下,剂量率越大,效应越显著,但当剂量率达到一定程度时,效应与剂量率之间失去比例关系。

3)分次照射

同一剂量照射,在分次给予的情况下,其生物效应低于一次给予的效应,即分次愈多,间歇照射时间愈久,则生物效应愈小。

4)照射部位

机体受照部位对生物效应有明显的影响,腹部受照引起的生物效应最严重,四肢则最轻。

5)照射面积

当照射条件相同时,受照面积愈大,生物效应愈明显。

6）照射方式

一般来说，在照射条件相同时，全身照射的生物效应大于局部照射。

2.1.2.2　与机体有关的因素

当辐射的各种物理因素相同时，生物机体及不同组织器官对辐射的反应有较大差别。

1）个体发育过程中的辐射敏感性

机体的敏感性因个体发育所处的不同阶段有很大的差异，总的来说，对辐射的敏感性随着个体发育过程而逐渐降低。

胎儿＞儿童＞成人

胚胎植入前期较小剂量照射即可引起死胎。在器官形成期可出现胎儿畸形。性腺、脑发育阶段可引起小头症、智力下降。因此国家严格禁止怀孕期妇女从事与电离辐射相关的工作，同时也禁止把 X 光检查、核素显像等能产生电离辐射的检查作为少年儿童常规体检的项目。

2）不同器官组织的辐射敏感性

高度敏感组织器官：骨髓、性腺、淋巴组织、胸腺、胃上皮、胚胎组织。

中度敏感组织器官：视觉器官、唾液腺、肾、肝、肺。

轻度敏感组织器官：中枢神经、内分泌腺、心脏。

不敏感组织：肌肉、骨、结缔组织。

对电离辐射越敏感的组织器官，受到照射后对人体产生的危害越大。

2.2　辐射剂量学中常用量及其单位

辐射剂量学中所指的剂量，是指某一对象所接受或"吸收"的辐射的一种度量，它可以是指吸收剂量、器官剂量、当量剂量、有效剂量、待积当量剂量或待积有效剂量等。

单位时间内接受的剂量，称为剂量率，通常用于表示辐射场的强弱。

2.2.1　照射量及其单位

照射量是指 X 射线或 γ 射线的光子在单位质量空气中释放出来的所有电子被完全阻止于空气中时形成同一种符号的离子总电荷量。即：

$$X = \frac{\mathrm{d}Q}{\mathrm{d}m} \tag{2-1}$$

式中,dm 为受照空气的质量(kg);dQ 为光子在质量 dm 空气中释放出的全部电子被完全阻止于空气中时形成同一种符号的离子总电荷的绝对值(C)。

照射量的 SI 单位是库仑每千克,符号为 C/kg。历史上曾用的照射量专用单位为伦琴,简称伦,符号为 R。

伦琴的定义是:在 1 R 的 X 射线或 γ 射线照射下,在 0.001 293 g(标准状态下 1 cm³ 空气的质量)空气中所产生的次级电子在空气中形成总电荷量为 1 esu(esu 为静电单位,1 esu=3.336×10⁻¹⁰ C)的正离子或负离子。即:

$$1\,R = \frac{1\,esu}{0.001\,293\,g} = \frac{3.336 \times 10^{-10}\,C}{1.293 \times 10^{-6}\,kg} = 2.58 \times 10^{-4}\,C/kg$$

2.2.2　吸收剂量及其单位

吸收剂量是用来表示任何单位质量受照物质,吸收各种类型电离辐射能量大小的一个物理量。它适用于任何类型电离辐射和被照射的任何物质,在剂量学的实际应用中是一个非常重要的量。

吸收剂量的定义为单位质量受照物质吸收的任何电离辐射的平均能量。即:

$$D = \frac{dE}{dm} \tag{2-2}$$

式中,dm 为物质的质量(kg),dE 是 dm 物质所吸收的平均能量(J),吸收剂量 D 的 SI 制单位是焦耳每千克,专用名称是戈瑞,简称戈,符号为 Gy。

$$1\,Gy = 1\,J/kg$$

历史上曾用的吸收剂量专用单位叫拉德,符号为 rad。

$$1\,Gy = 100\,rad$$

照射量与吸收剂量是两个意义完全不同的辐射量。主要区别有两个方面:

一是描述对象不同,照射量只能限于作为 X 或 γ 辐射场的量度,它仅描述 X 或 γ 辐射在单位质量空气中的电离本领,而不能用于其他类型辐射(如 α,β 辐射或中子等)和其他物质(如组织等)。而吸收剂量可以用于描述任何电离辐射,表示任何被照物质吸收辐射能量的大小。

二是影响因素不同,在相同的几何位置,照射量的大小仅与放射源的强弱有关,放射源越强,照射量越大。而吸收剂量的大小不仅与放射源的强弱有关,还与被照物体的介质密度、原子序数、射线能量等因素有关。例如,我们在拍摄 X 射线片时,人体受到同一束 X 射线的照射,反映在 X 射线片上,人体的骨骼和各个器官可以非常清晰地显示出来,这是因为人体的骨骼和各个器官的介质密度、原子序数不同,对 X 射线的吸收不同,在 X 射线片上的感光程度也不同,最终在 X 射线片上显示出人体及各组织和器官的影像。

2.2.3　比释动能及其单位

比释动能也是在实际应用中常用的一个物理量,其定义为

$$K = \frac{\mathrm{d}E_{\mathrm{tr}}}{\mathrm{d}m} \tag{2-3}$$

式中,$\mathrm{d}E_{\mathrm{tr}}$ 为不带电电离粒子在质量为 $\mathrm{d}m$ 的某一物质内释放出的全部带电电离粒子的初始动能的总和。

比释动能(K)的 SI 制单位是焦耳每千克,符号为 J/kg。专用名称是戈瑞,符号为 Gy。

比释动能和吸收剂量虽然有相同的量纲,但从它们各自定义上看是完全不同的两个剂量学量。严格来说,在带电粒子平衡的条件下,比释动能值相当于吸收剂量值;各带电粒子处于准平衡情况下,则比释动能值小于吸收剂量值。

在辐射防护中,常用比释动能的概念来计算辐射场量,以此推断生物组织中某点的吸收剂量。

2.2.4　剂量当量及其单位

对于不同类型的射线,人体接受相同的吸收剂量所导致的危害效应是不同的。剂量当量是国际辐射单位与测量委员会(ICRU)所使用的一个实用量,用以定义实用量——周围剂量当量、定向剂量当量和个人剂量当量。组织中某点处的剂量当量 H 是 D,Q 和 N 的乘积,即

$$H = DQN \tag{2-4}$$

式中,D 为该点处的吸收剂量;Q 为辐射的品质因数,用于区别不同类型的射线的相对危害效应;N 为其他修正因数的乘积。

剂量当量的 SI 单位为焦/千克（J/kg），它的专名为希沃特，简称希，用符号 Sv 表示。

历史上曾用的剂量当量单位是雷姆，符号为 rem。

$$1 \text{ Sv} = 100 \text{ rem}$$

剂量当量和吸收剂量两者的单位在量纲上相同，但其含义却有着本质的不同。吸收剂量是表征单位质量的介质吸收辐射能量的多少，而剂量当量是表征吸收上述能量对人体可能带来的危害程度的大小。

剂量当量只限于在辐射防护领域中应用，通常只适用于剂量当量限值附近或以下的范围，不适用于高水平的事故照射。

2.2.5　当量剂量及其单位

辐射对人体的影响除了与吸收剂量有密切关系外，还与电离辐射的种类及其能量有关。当量剂量是量度不同种类及能量的辐射对人体个别组织或器官造成影响的一个物理量。

当量剂量的定义：特定种类及能量的辐射在某一个组织或器官中引起的当量剂量就是该辐射在组织或器官的平均吸收剂量乘以该辐射的权重因子。这个权重因子称为"辐射权重因子"，它反映不同种类及能量的辐射对人体产生不同程度的影响。即

$$H_{\text{T,R}} = D_{\text{T,R}} \cdot w_{\text{R}} \qquad (2-5)$$

式中，$D_{\text{T,R}}$ 为辐射 R 在器官或组织 T 内产生的平均吸收剂量；w_{R} 为辐射 R 的辐射权重因子。

当辐射场是由具有不同 w_{R} 值的不同类型的辐射所组成时，当量剂量为各类辐射产生的当量剂量的和。即

$$H_{\text{T}} = \sum_{\text{R}} H_{\text{T,R}} = \sum_{\text{R}} (D_{\text{T,R}} \cdot w_{\text{R}}) \qquad (2-6)$$

辐射权重因子 w_{R} 越大，对人体的危害越大。

与剂量当量类似，当量剂量的 SI 单位为焦/千克（J/kg），它的专门名称为希沃特，用符号 Sv 表示。

不同辐射类型的权重因子见表 2-1。

表 2-1 不同辐射类型的权重因子 w_R 值

辐射的类型及能量范围	辐射权重因子 w_R
光子,所有能量	1
电子及介子,所有能量①	1
中子,能量<10 keV	5
10 keV~100 keV	10
100 keV~2 MeV	20
2 MeV~20 MeV	10
20 MeV	5
质子(不包括反冲质子),能量>2 MeV	5
α 粒子、裂变碎片、重核	20

注:① 不包括由原子核向 DNA 发射的俄歇电子,此种情况下需要进行专门的微剂量测定考虑。

2.2.6 有效剂量

当人体受到电离辐射照射时,同一个当量剂量对不同器官或组织有不同的生物效应。有效剂量表示在多个器官或组织同时受照时,电离辐射对人体的总危害。

有效剂量 E 被定义为人体各组织或器官的当量剂量乘以相应的组织权重因子后的和:

$$E = \sum_T H_T w_T \qquad (2-7)$$

式中,H_T 为组织或器官 T 所受的当量剂量;w_T 为组织或器官 T 的组织权重因子。不同组织或器官的权重因子如表 2-2 所示。

表 2-2 不同组织或器官的权重因子 w_T①

组织或器官	组织权重因子 w_T	组织或器官	组织权重因子 w_T
性腺	0.08	肝	0.04
红骨髓	0.12	食道	0.04
结肠	0.12	甲状腺	0.04
肺	0.12	皮肤	0.01
胃	0.12	骨表面	0.01
乳腺	0.12	唾液腺	0.01

组织或器官	组织权重因子 w_T	组织或器官	组织权重因子 w_T
膀胱	0.04	脑	0.01
其余组织②	0.12		

注：① 此表中的组织权重因子来源于 2007 年 ICRP 第 103 号出版物。
　　② 其余组织包括肾上腺、胸外区、胆囊、心脏、小肠、肾、肌肉、淋巴结、口腔黏膜、胰腺、前列腺（男）、脾、胸腺和子宫/宫颈（女）。

由当量剂量的定义，可以得到：

$$E = \sum_\text{T} w_\text{T} \cdot \sum_\text{R} w_\text{R} \cdot D_{\text{T,R}} \qquad (2-8)$$

有效剂量 E 的单位是 J/kg，称为希沃特，简称希，符号为 Sv。

【例题】　在不均匀照射中，结肠、胃、膀胱的当量剂量均为 0.5 Sv，其他组织和器官的当量剂量接近于零，则有效剂量

$$E = 0.12 \times 0.5 + 0.12 \times 0.5 + 0.04 \times 0.5 = 0.14 \text{ Sv}$$

2.2.7　集体剂量与集体有效剂量

由于辐射的随机性效应仅以一定的概率发生在某些个体身上，并非受到照射的每个人都会发生，因而在评价群体所受的健康危害时，引入了集体剂量和集体有效剂量。

1）集体剂量

集体剂量是群体所受的总辐射剂量的一种表示，它定义为受某一辐射源照射的群体的成员数（N）与其所受平均辐射剂量（$\bar{H}$）的乘积。

$$S = \bar{H} \cdot N \qquad (2-9)$$

集体剂量 S 的 SI 单位是"人·希"（man·Sv），历史上曾用单位为"人·雷姆"（man·rem）。

2）集体有效剂量

对于一个给定的辐射源，受照群体所受的集体有效剂量 S_E 定义为

$$S_\text{E} = \sum_i E_i \cdot N_i \qquad (2-10)$$

式中，E_i 为群体分组 i 组中的平均有效剂量；N_i 为该分组成员数。

集体有效剂量单位与集体剂量相同。

综上所述,有关在辐射防护中常用辐射量国际单位(SI)和曾用单位及其换算关系如表 2-3 所示。

表 2-3　常用辐射量的 SI 单位和专用单位及换算关系

项　目	符号	SI 单位	SI 单位专名	曾用单位	SI 单位与曾用单位的换算关系
照射量	X	库/千克 (C/kg)	—	伦[琴] (R)	$1 \text{ R} = 2.58 \times 10^{-4} \text{ C/kg}$ $1 \text{ C/kg} = 3.877 \times 10^3 \text{ R}$
吸收剂量	D	焦/千克 (J/kg)	戈[瑞] (Gy)	拉德 (rad)	$1 \text{ Gy} = 100 \text{ rad}$ $1 \text{ rad} = 0.01 \text{ Gy}$
剂量当量当量剂量(有效剂量)	$H(E)$	焦/千克 (J/kg)	希[沃特] (Sv)	雷姆 (rem)	$1 \text{ Sv} = 100 \text{ rem}$ $1 \text{ rem} = 0.01 \text{ Sv}$
集体剂量(集体有效剂量)	$S(S_E)$		人·希 (man·Sv)	人·雷姆 (man·rem)	$1 \text{ man·Sv} = 100 \text{ man·rem}$ $1 \text{ man·rem} = 0.01 \text{ man·Sv}$
放射性活度	A	秒$^{-1}$ (s^{-1})	贝可[勒尔] (Bq)	居[里] (Ci)	$1 \text{ Bq} = 2.703 \times 10^{-11} \text{ Ci}$ $1 \text{ Ci} = 3.7 \times 10^{10} \text{ Bq}$

2.3　辐射防护的基本方法

射线对人体的照射有两种:一种是人体处在空间辐射场中所受的外照射;另一种是摄入放射性物质对人体或人体某些器官组织所形成的内照射。两者的防护都是必要的,但究竟哪个更重要,主要由放射源的性质、状态以及操作方式等因素决定。对密封放射源及射线装置来说,X,γ,β 射线造成的外照射是主要的照射;对于非密封型放射性核素操作而言,在考虑到外照射防护的同时,也必须重视内照射防护。

为了减少电离辐射源对人体的辐射照射,达到辐射防护的目的,通常对外照射的防护主要可采取时间防护、距离防护和屏蔽防护措施;对内照射的防护措施是阻止或减少放射性核素进入体内,或加快促使进入体内的放射性核素的排出。

2.3.1　时间防护

工作人员照射的累积剂量和受照时间成正比关系,即受照时间越长,个人所受累积剂量也就越大。在一般情况下,常通过对受照时间的控制来限制或减少人员所受的累积剂量。因此,在一切操作中应以尽量缩短受照时间为原则。如果要开展一项新的实践,工作人员应该先做冷试验(模拟试验),通过冷试验力求使操作人员在工作中熟练、迅速和正确。在某些场合下,例如抢修设备或排除事故,工作人员不得不在强辐射场内进行工作,并可能持续一段时间,此时应采用轮流、替换的方法来限制每一个人的操作时间。

2.3.2　距离防护

增大人与辐射源间的距离可降低工作人员的受照剂量率。对于点状辐射源,辐射剂量率水平与离辐射源的距离平方成反比的关系,两者关系为

$$\frac{\dot{X}_1}{\dot{X}_2} = \frac{(R_2)^2}{(R_1)^2} \qquad (2-11)$$

式中,$\dot{X}_1$,$\dot{X}_2$分别是离辐射源距离为R_1,R_2处的辐射剂量率。可见距离若增加1倍,人员的受照剂量率即可减少为原来的1/4。因此,在实际操作中应尽可能采用长柄钳、远距离自动控制装置和机械手等。

2.3.3　屏蔽防护

在实际工作中,单靠缩短受照时间和增大距离还不一定能完全达到安全操作的目的,通常需要在辐射源与人体之间设置适当的屏蔽物质,以减弱射线照射。对于不同辐射类型,其屏蔽材料选择要求也不同,如对较高能量的β射线的屏蔽可选用低原子序数的材料(铝、有机玻璃或塑料等);对X射线、γ射线的屏蔽可采用高原子序数的材料(铅、铁或重混凝土等);对中子的屏蔽则可采用含氢原子较多的材料或其他轻元素材料(水、石蜡或含硼材料等)。对α射线及低能β射线如^{3}H、^{14}C等核素发射的β射线,则无需屏蔽。总之,屏蔽材料的选择应力求经济和实用。

2.3.4　防止放射性物质进入体内

放射性物质进入体内的途径有:呼吸道吸入,消化道进入,皮肤或黏膜

（包括伤口）侵入。放射性物质进入体内以后，都会引起全身和组织照射。

为了防止放射性物质进入体内，一般在操作中应加强个人防护。例如，根据需要，穿戴工作服、袖套、手套、口罩、工作鞋等。

除了上述几项措施以外，在实际工作中，在满足需要的情况下，尽量选择活度小、能量低、容易防护的辐射源也是十分重要的。

第 3 章

辐射安全与防护标准

近一个世纪以来,核技术在整个国民经济领域得到了广泛应用,人们在受益的同时也发现了辐射危害。为了更好地促进核技术发展,同时又能保护职业人员和公众健康、保护环境,人们迫切希望能制定一个辐射标准,力求有效控制和防止可能带来的电离辐射危害,并成为人们在发展核技术及其应用中保障自身安全与保护环境的重要手段。

随着核技术应用日益广泛,人们对电离辐射防护与辐射源的安全提出了更高要求,因此辐射防护标准必须随着科学技术发展和人们对电离辐射本质认识的深化而不断更新和完善。

辐射防护标准是核安全、电离辐射剂量学、放射生物学、放射毒理学、放射损伤防治、放射生态学以及环境科学等相关学科科研成果的结晶,又是辐射防护监督管理的升华。因此辐射防护标准研究和制定必然带动相关学科发展和社会各界关注。

下面介绍一下我国辐射防护标准沿革情况及现行标准——《电离辐射防护与辐射源安全基本标准》(GB 18871—2002)的主要内容。

3.1 辐射防护标准沿革

我国电离辐射防护基本标准至今已经历了四代更迭,其发展变化反映了我国辐射防护事业不断发展的历史。

3.1.1 放射性工作卫生防护暂行规定

20 世纪 50 年代,我国除了 X 射线诊断在各级医院中应用有一定规模外,放射治疗和放射性同位素的医学应用还比较有限。1956 年制订我国科学技术发展 12 年规划时,把原子能科学技术的发展列为重点任务之一,有力地推动了核科学技术及其应用的发展。1959 年,我国第一座研究性核反应堆建成,回旋加速器投入运行,并能生产 30 多种放射性同位素。我国核工业以及和平利用原子能事业从初创迈向发展阶段。为了保证放射工作人员和公众的身体健康与安全,1960 年,国务院批准了《放射性工作卫生防护暂行规定》(以下简称《暂行规定》),由卫生部和国家科委联合下达在国内执行。根据《暂行规定》,卫生部和国家科委组织制定了与之配套的《电离辐射的最大容许量标准》、《放射性同位素工作的卫生防护细则》、《放射性工作人员健康检查须知》三个技术法规,于 1960 年 2 月与《暂行规定》同时发布试行。显然,《暂行规定》与三项配套的标准与细则等,构成了我国最早的电离辐射防护法规标准,可以视为我国第一代辐射防护基本标准。在《暂行规定》及其配套标准中规定了电离辐射的最大容许剂量标准,规定职业放射性工作人员的最大容许剂量为每日 0.05 生物伦琴当量(相当于 0.5 mSv/d)。我国第一代辐射防护基本标准,对我国原子能事业创建与发展发挥了重要的保障和推动作用。

3.1.2　放射防护规定(GBJ8—74)

随着我国核科学技术迅速发展,1964 年我国成功爆炸了第一颗原子弹,这标志着我国进入了世界核大国行列。不仅核工业有了很大进步,而且放射性同位素及射线装置在各行各业的应用也日益广泛。与此相适应,为促进我国放射防护事业的发展,1973 年全国环境保护会议筹备小组办公室组织有关部门共同编制《放射防护规定》,正式列为中华人民共和国国家标准 GBJ8—74,由国家计委、国家建委、国防科委、卫生部批准发布作为我国第二代辐射防护标准。

该标准采用了 ICRP 出版物推荐的"最大容许剂量"的概念和限值,职业照射的年最大容许剂量当量为 5 rem。同时还对放射性物质的最大容许浓度和限制浓度,放射性物质污染表面的控制水平,放射性废物、废水、废气的治理和排放,开放型放射性工作单位的分类及其工作场所的分级,对建筑物的主要防护以及对放射性工作人员的健康管理和辐射监测等提出了具体要求。

3.1.3　《放射卫生防护基本标准》(GB 4792—84)与《辐射防护规定》(GB 8703—88)

1977 年 ICRP 发表第 26 号出版物,当时我国与 ICRP 学术交流乃至工作关系日益密切。ICRP 第 26 号出版物对我国辐射防护产生了很大影响,结合我国实际情况对 26 号出版物进行深入研讨,使我国辐射防护工作进入与国际接轨的新时期。

1984 年《放射卫生防护基本标准》(GB 4972—84)批准发布。1988 年《辐射防护规定》(GB 8703—88)批准发布。近 20 年来,这两个标准是当时辐射防护的基本标准。这两个标准都以 ICRP 第 26 号出版物为主要依据,其主要原则大致相同,各有侧重;其辐射防护要求相同,剂量限值均为 50 mSv/a。

3.1.4　《电离辐射防护与辐射源安全基本标准》(GB 18871—2002)

1991 年 ICRP 发表第 60 号出版物,国际放射防护领域的新进展在我国迅速引起反响。为了制定我国统一的电离辐射防护与辐射源安全基本标准,1995 年卫生部、国家环保局、国家核安全局和核工业总公司决定成立联合编制组。2002 年 10 月国家质量监督检验检疫总局以国标号 GB 18871—2002 批准发布第四代辐射防护标准——《电离辐射防护与辐射源安全基本标准》(以下简称《基本标准》),自 2003 年 4 月 1 日起实施。

《基本标准》在技术内容上与国际原子能机构(IAEA)1996 年发布的 115 号安全丛书《国际电离辐射防护与辐射源安全基本标准》(International Basic Safety Standards for Protection Against Ionizing Radiation and for Safety of Radiation Sources,IBSS)等效,同时又吸收了 ICRP 第 65 号、第 73 号、第 75 号、第 76 号、第 82 号等出版物的有关原则,并充分考虑了我国实施原标准的经验及我国当前的情况,使其既与国际放射防护领域新进展接轨,又具我国特色。

纵观我国四代辐射防护标准的历史沿革与进展,每个标准都在其有效历史时期内起着重要作用,使得我国标准较快与国际接轨,反映了我国辐射防护事业不断进步,同时也反映了我国核科学技术及其应用不断发展。

有关基本标准的主要内容,下面几节作详细介绍。

3.2　辐射防护要求

在《基本标准》中,"对实践的主要要求"这一章是《基本标准》核心之一,其规定大体可分为三个方面,即管理要求、防护与安全体系、防护与安全原则,它们主要来源于 ICRP 第 60 号出版物。本节着重介绍辐射防护要求内容。《基本标准》4.3 条所规定的辐射防护要求实质上就是 ICRP 第 60 号出版物所确立的实践的防护体系。这一体系虽然仍俗称"辐射防护三原则",但与原国家标准中的"三原则"相比,其内容要丰富得多,即其要求要全面和严格得多。例如,"辐射防护的最优化"发展为"防护与安全的最优化",相应地,个人剂量限制发展为个人剂量限制和危险限制,并规定了剂量约束和潜在危险约束的定值与应用要求、建立了医疗照射指导水平等。

3.2.1 实践的正当性

这里所谓的实践是指辐射实践,从大的方面来说,进行一项核试验,建造一个核电站属于辐射实践;而小的方面,设计一个放射性示踪实验,制备一个放射性核素标记化合物,也是辐射实践。

如果该项实践给社会、群体或个人带来的益处大于所支付的代价,则该项实践具有正当性。支付的代价包括对健康的损害和非健康的损害,前者包括对操作人员及公众的健康损害,后者主要考虑的是经济因素,如该项实践本身所需的费用,对电离辐射的防护,放射性废物的处理等。其次还必须考虑一定的社会因素,如对环境的影响。第三还要考虑到可持续发展,随着地球上石油、煤炭等化石能源资源的日益枯竭,发展核电等新一代能源势在必行,尽管目前核电的成本高于火电,但从长远来看,必须未雨绸缪。

在进行正当性判断时,还应与其他可替代的实践进行比较。如果后者的利益与代价之比更大,即使在放射性实践中利益大于代价,该实践也缺乏正当性。例如,放射免疫分析技术作为临床检验的重要方法,为疾病的临床诊断提供了很多重要的依据,但随着化学发光及其他非同位素检测免疫分析技术的建立,放射免疫分析的很多检测项目已经为后者所取代。

根据《基本标准》4.3.1的规定,应注意以下要点:

(1) 利益与危害的比较是对同一项实践而言的,所关注的危害主要是辐射危害,包括正常照射危害和潜在照射危害。

(2) 涉及潜在照射时,正当性的判断有时会变得非常复杂。对于某些情景,其事件发生概率可能很低,但一旦发生,其后果可能是不可接受的。对于这种低概率、高后果情景的可接受性的最终决策,可能需要在明确的政治指导原则或行政授权的前提下进行。

(3) 医疗照射实践的正当性判断应遵循《基本标准》中规定的专用准则。

(4) 除了正当的医疗照射实践以外,通过活化或添加放射性物质而使有关日用商品或产品的活度增加的实践都是不正当的,不应予以批准。

3.2.2　剂量限制和潜在照射危险限制

《基本标准》4.3.2 规定,对于个人受到正常照射以及受到潜在照射危险加以限制。对这一条应注意以下要点:

(1) 个人可能受到来自多项获准实践的综合照射,所谓"限制"是指对个人所受的来自所有有关获准实践的综合照射的限制,以保证个人不会受到不可接受的健康危险。

(2) 剂量限制是对个人所受的正常照射的限制,其目的是保证各项有关获准实践所致的个人总有效剂量和器官或组织的总当量剂量不超过《基本标准》所规定的相应剂量限值。

(3) 危险限制是对个人所受的潜在照射的限制,其目的是保证各项有关获准实践所致的个人总潜在照射的危险限值。

(4) 根据 ICRP 第 64 号出版物的建议,本标准规定危险限值应与正常照射剂量限值所相应的健康危险处于同一数量级水平。

剂量限制的根本目的是降低随机性效应发生的概率,使之降低到可以接受的水平。

3.2.3　辐射安全与防护的最优化

防护与安全的最优化是实践防护体系的核心,也是整个防护与安全学科的"灵魂"。它是实现防护与安全的方法学,也是实现防护与安全的指导原则。对于《基本标准》4.3.3 所规定的最优化要求,其要点应包括以下几点。

1) 最优化的对象

这里指实践中特定源的防护与安全。它包括正常照射的最优化,也包括潜在照射的最优化。

2) 最优化的目标

考虑了经济和社会因素之后,使个人受照剂量的大小、受照人数及受照可能性均保持在可合理达到的尽量低水平;所谓"可合理达到的尽量低水平",其一般解释是:已经相对于普遍情况选择了最佳方案,如果再进一步增加安全措施,则与需要进一步增加的资源投入或社会代价相比,照射剂量的下降已不明显,不再符合社会利益。为实现这一目标要考虑的经济因素,当然是指所需要的经济投入;而要考虑的社会因素则要相对复杂一些,可以包括政治、文化、心理、习惯以及利益相关各方的利益平衡等因素。虽然随着最优化的具体对象不同,要考虑的具体社会因素会有所侧重,但努力保持有关各方的利益平衡以及必要时允许或邀请利益有关方参与决策过程是不可忽视的。

3) 最优化的约束条件

剂量约束值和危险约束值。

4) 最优化的过程

从直观的定性分析直至使用辅助决策技术的定量分析,应以某种适当的方法将一切有关因素加以考虑。

5) 最优化的最终目的

(1) 对于正常照射的防护,相对于主导情况确定出最优化的防护与安全措施。

(2) 对于潜在照射的防护,确立限制照射大小及其可能性的原则,以及相应的事故预防及其后果缓解措施。

最优化的实现可以有不同途径,不一定非得依赖定量分析的方法。在最优化过程中,正规的定量分析方法,当然是常用工具,在实践中经验也能用于最优化。目前一些装置(如辐射装置)所具备的许多安全特征,正是以经验为基础所作改进的结果。由此可见,《基本标准》所规定的防护与安全最优化要求,包容了各种可行的最优化途径与方法,是能够实施和操作的。

3.2.4　剂量约束和潜在照射危险约束

剂量约束是对源可能造成的个人剂量预先确定一种限制,它是与源相关的,用做进行防护和安全最优化时的约束条件。对于职业照射,剂量约束是一种与源相关的个人剂量值,用于限制最优化过程所考虑的选择范围。对公众照射,剂量约束是公众成员从一个受控源的计划运行中接受的年剂量上限。

在实践过程中,对任何一个特定源,其剂量约束和潜在照射危险约束应不大于审管部门对这类源的规定或认定值。当前一般采用的剂量约束值是:对于职业照射为 5 mSv/a;对于公众照射为 0.1~0.3 mSv/a。

剂量约束的目的是在剂量限制的基础上进一步降低随机性效应发生的概率,以保障辐射从业人员及公众的健康。

3.3　职业照射的控制

《基本标准》对职业照射的防护和控制提出了很多要求和规定。所谓职业照射,《基本标准》定义为除了国家有关法规和标准所排除的照射,以及根据国家有关法规和标准予以豁免的实践或源所产生的照射以外,工作人员在其工作过程中所受的所有照射。由此引申出若干受天然辐射源照射的人员,如果超出国家有关法规和标准规定的排除或予以豁免限,则也纳入职业照射范围,例如非铀矿山工作人员在工作中受到氡的照射。

3.3.1　职业限值

3.3.1.1　正常照射的剂量控制

《基本标准》规定正常照射的剂量控制应符合剂量限制规定,并要遵循辐射防护最优化要求。

1) 职业照射剂量限值

对于职业照射的剂量限值,《基本标准》规定,应对任何工作人员的职业照射水平进行控制,使之不超过下述限值:

(1) 由审管部门决定的连续 5 年的年平均有效剂量(但不可作任何追溯性平均),20 mSv。

(2) 任何一年中的有效剂量,50 mSv。

(3) 眼晶状体的年当量剂量,150 mSv。

(4) 四肢(手和足)或皮肤的年当量剂量,500 mSv。

对于年龄为 16~18 岁接受涉及辐射照射就业培训的徒工和年龄为 16~18 岁在学习过程中需要使用放射源的学生,应控制其职业照射使之不超过下述限值:

(1) 年有效剂量,6 mSv。

(2) 眼晶状体的年当量剂量,50 mSv。

(3) 四肢(手和足)或皮肤的年当量剂量,150 mSv。

《基本标准》规定的职业照射基本限值按连续 5 年结算不超过 100 mSv,但这必须是由审管部门决定的连续 5 年的年平均有效剂量(20 mSv),不可作任何追溯性平均,而且任何一年的有效剂量应低于 50 mSv。通过这些限值可以把工作人员所受到的照射控制在低剂量和低剂量率的照射范围。上述各部位的当量剂量按一年结算,分别为 150 mSv 和 500 mSv。但皮肤的剂量要在任意 1 cm² 的面积上平均,标称深度为 0.07 mm。若皮肤剂量在较大的面积上平均,则有可能导致在整个面积上的平均剂量不高,而局部剂量很高,甚至发生确定性效应。在任意 1 cm² 的面积上平均,可有效防止发生局部的高剂量。

2) 运用个人剂量限值时的一些注意点

剂量限值不能被视为"安全"与"危险"的界限,它只是表示某种连续性的辐射工作,在剂量大于限值时,在正常情况下不应该被合理地接受,此时的作业也未必是危险的。

必须指出,个人剂量限制只是辐射防护三个基本原则(正当性、最优化、个人剂量限制)之一,而剂量限值是最优化过程的剂量约束上限,剂量约束值要低于剂量限值。

按照新标准的有关要求,即使受到的剂量没有超过规定的限值,仍应按"可合理做到的尽量低水平"(as low as reasonable achievable,ALARA)原则考虑是否需要进一步降低剂量直至将剂量降到符合辐射防护最优化的要求。而且就一般情况而言,长期在接近剂量限值的条件下工作是不合适的,只有经过确认具有正当理由,才允许一部分人在接近限值的条件下工作。

新的辐射防护体系强调并突出了辐射防护最优化的作用。如前所述,剂量限值可以理解为最优化过程的剂量约束上限,不能直接用于设计和工作安排的目的,也不能作为达到满意防护的标准或设计的指标。

3.3.1.2　特殊情况下的剂量控制

《基本标准》6.2.2规定,如果某一实践是正当的,是根据良好的工程实践设计和实施的,其辐射防护也已按规定进行了优化,而其职业照射仍然超过正常照射剂量限值,但预计经过合理努力,可以使有关职业照射剂量处于正常照射剂量限值以下,则在这种情况下,审管部门可按照规定,例外地将剂量限制要求作某种临时改变。

具体变更内容:

(1)剂量平均期可以例外地延长到10个连续年,并且在该期间内,任何工作人员的年平均剂量不超过 20 mSv,任何单一年份不应超过 50 mSv,此外,当任何工作人员自此延长期开始以来所接受的累积剂量达到 100 mSv 时应对这种情况进行审查。

(2)剂量限制临时变更期限不得超过 5 年。

3.3.1.3　放射性表面污染的控制

《基本标准》规定表面污染控制限值的主要目的是要限制各种放射性表面污染对工作人员和居民所造成的内外照射,控制环境放射性污染。

在核技术应用领域内,由于放射性操作,使得工作场所受到一定程度的放射性表面污染。这种污染直接对人体产生外照射,特别是有的核素发射像 β

射线这样的弱贯穿辐射,会对皮肤、肢端产生较高水平的辐射。若这种污染由于再悬浮而进入空气中,则有可能因吸入而使工作人员产生内照射,尤其是对于 α 核素。若污染到皮肤,除会对皮肤产生外照射之外,还有可能通过皮肤渗入体内而产生内照射。若有被污染的物品从控制区被带到外部,则有可能对环境和公众产生影响。因此对表面污染水平进行控制是非常必要的。其控制水平如表 3-1 所示。

表 3-1　工作场所的放射性表面污染控制水平(单位: Bq/cm^2)

表面类型		α 放射性物质		β 放射性物质
		极毒性	其他	
工作台、设备、墙壁、地面	控制区①	4	4×10	4×10
	监督区	4×10^{-1}	4	4
工作服、手套、工作鞋	控制区	4×10^{-1}	4×10^{-1}	4
	监督区			
手、皮肤、内衣、工作袜		4×10^{-2}	4×10^{-2}	4×10^{-1}

注: ① 该区内的高污染子区除外。

在应用表 3-1 所列出的这些控制水平时应注意:

(1) 表中所列数值系表面上固定污染和松散污染的总数。

(2) 手、皮肤、内衣和工作袜被污染时应及时清洁,尽可能清洁到本底水平,其他表面污染水平超过表中所列数值时,应采取去污措施。

(3) 设备、墙壁和地面经采取适当的去污措施后,仍超过表中所列数值时,可视为固定污染,经审管部门或审管部门授权的部门检查同意,可适当放宽控制水平,但不得超过表中所列值的 5 倍。

(4) β 粒子最大能量小于 0.3 MeV 的 β 放射性物质的表面污染水平,可为表中所列数值的 5 倍。

(5) ^{227}Ac,^{210}Pb,^{228}Ra 等 β 放射性物质,按 α 放射性物质的表面污染控制水平执行。

(6) 氚和氚化水的表面污染控制水平可为表中所列数值的 10 倍。

(7) 表面污染水平可按一定面积的平均值计算,皮肤和工作服取 100 cm²,地面取 1 000 cm²。

工作场所中的某些设备与用品,经去污使污染水平降到表 3-1 中所列设备类的控制水平的 1/50 以下时,经审管部门或审管部门授权的部门确认同意后,可当作普通物品使用。

3.3.2 辐射工作场所的分区

《基本标准》6.4规定,把辐射工作场所分为控制区和监督区。

1)工作场所分区的目的和原则

《基本标准》把工作场所分为"控制区"和"监督区",目的在于方便辐射防护管理和职业照射的控制。注册者和许可证持有者应把需要和可能需要专门防护手段或安全措施的区域定为控制区,以便控制正常工作条件下的正常照射或防止污染扩散,并预防潜在照射或限制潜在照射的范围;把未定为控制区,在其中工作通常不需要专门的防护手段或安全措施,但需要经常对职业照射条件进行监督和评价的区域定为监督区。工作场所的区分应当根据预防性辐射防护评价的结果来进行。

2)控制区

在辐射实践中,需要专门防护手段或安全措施的区域为控制区,在确定控制区边界时,应考虑预计的正常照射水平,潜在照射的可能性和大小,以及所需要的防护手段与安全措施的性质和范围。对于较大的控制区,如果局部的照射或污染水平变化较大,需要不同的防护手段和措施,则可根据实际情况划分不同的子区,以方便管理。

对控制区要求:

(1)采用实体边界划分控制区,如果该防护措施不现实时,当然也可采用其他适当的手段。

(2)应在控制区的进出口或其他适当位置设置警告标志,并给出相应的辐射水平和污染水平的指示。

(3)制订职业防护与安全措施,包括适用于控制区的规则与程序。

(4)运用行政管理程序(如进入控制区的工作许可证制度)和实体屏蔽(包括门锁和联锁装置)限制进入控制区。

(5)在控制区的入口处按需要可提供防护衣具、监测设备和个人衣物储存柜。

(6)按需要在控制区出口处提供皮肤和工作服监测仪,被携出物品监测设备,冲洗或沐浴设施以及被污染的防护衣具的储存柜。

(7)定期审查控制区的实际情况,以确定是否有必要改变该区的防护手段、安全措施或该区的边界。

3）监督区

监督区通常不需专门防护手段和安全措施,但需要经常对职业照射进行监督和评价。对监督区的要求是:

（1）采取适当的手段划出监督区的边界;

（2）在监督区入口处的适当地点设置表明监督区的标牌;

（3）定期审查该区的条件,以确定是否需要采取防护措施和做出安全规定或是否需要更改监督区的边界。

需要说明的是:不少人主张新标准中能给出分区的定量指导,使之更具有可操作性,但设计部门和某些专家认为,在国家基本安全标准中不一定要规定过细定量标准,应在专业(行业)标准中依据《基本标准》给出的分区原则给出专用性较强的分区定量指导。

4）非密封源工作场所分级

《国际电离辐射防护与辐射源安全基本标准》没有规定非密封源工作场所分级,旧国标中有关于开放型放射源工作场所按最大等效日操作量的大小分成三级的规定。十多年来,该分级规定在开放型放射性实验室的设计和工作场所的管理中发挥了很大作用,也是可行的。新标准采纳了许多设计、运行部门专家的意见,保留了非密封源工作场所分级的规定,分级标准也与旧国标基本一致,如表3-2所示。关于放射性核素的毒性分组,则按国际电离辐射防护与辐射源基本标准给出的数据经估算后划分(详见《基本标准》附录 D)。

表3-2 非密封源工作场所分级

级　　别	日等效最大操作量[①]/Bq
甲	$>4\times10^9$
乙	$2\times10^7\sim4\times10^9$
丙	豁免活度值以上$\sim2\times10^7$

注:① 日等效最大操作量等于放射性核素的最大实际日操作量(Bq)与该核素毒性组别修正因子的积除以与操作方式有关的修正因子所得的商。

3.3.3 个人防护用具的配备与应用

《基本标准》6.5规定了个人防护用具的配备与应用。根据工作需要为工作人员提供适用、足够和符合有关标准的个人防护用具,如各类防护服、防护围裙、防护手套、防护面罩及呼吸防护器具等，并使他们了解防护器具性能和使用方法。对于需要使用特殊防护用具的工作任务，只有经担任健康监护的医师确认健康合格并经培训和授权的人员才能担任。

个人防护用具应有适当的备份，以备在干预事件中使用。所有个人防护用具均应妥善保管，并应对其性能进行定期检验。

必须注意，对任何给定的工作任务，如果需要使用防护用具，则应考虑由于防护用具的使用使工作不便或工作时间延长所导致的照射的增加，同时也要考虑使用防护用具可能伴有的非辐射危害。

此外，应通过利用适当的防护手段与安全措施（包括良好的工程控制装置和满意的工作条件），尽量减少正常运行期间对行政管理和个人防护用具的依赖。

3.3.4　职业照射监测和评价

《基本标准》6.6规定，从事辐射实践的单位，根据实践和源的具体情况，按照辐射防护最优化原则制订适当的职业照射监测大纲，进行相应的监测和评价。应将监测与评价的结果定期向审管部门报告，发生异常情况应随时报告。

1）个人监测与评价

对职业照射的评价主要应以个人监测为基础。《基本标准》规定，对于任何在控制区工作的工作人员，或有时进入控制区工作并可能受到显著职业照射的工作人员，或其职业照射剂量可能大于 5 mSv/a 的工作人员均应进行个人剂量监测；对在监督区或偶尔进入控制区工作的工作人员，如果预计其职业照射在 1～5 mSv/a 范围内，应尽可能监测。对进行个人监测不现实或不可行的情况，经审管部门认可后，可根据工作场所监测结果和受照地点和时间的资料对工作人员的职业照射作出评价。

对于工作中可能受到放射性物质体内污染的工作人员应安排相应内照射监测，为内照射评价提供剂量数据。

2）工作场所的监测和评价

工作场所监测包括定期的巡测或连续测量，以表明连续运行的工作环境是满意的，没有什么需要对运行程序进行重新评价的变化。目的是确认工作环境的安全程度，及时发现辐射安全上的问题和隐患；鉴定操作程序及辐射防护大纲的效能是否符合规定的要求；估计个人剂量可能的上限，为制订个人监测计划提供依据,也为辐射防护管理提供依据。

工作场所监测大纲规定:

(1) 拟测量的量;

(2) 测量时间、地点和频度;

(3) 最合适的测量方法和程序;

(4) 参考水平和超过参考水平时应采取的行动。

实施工作场所监测大纲所获得的结果要予以记录和保存。

3.3.5　职业照射的记录

职业照射记录是职业照射控制和管理的重要不可缺少的一部分。《基本标准》对记录要求、形式和内容作了如下规定。

(1) 注册者、许可证持有者和用人单位必须为每一个工作人员都保存职业照射记录。

(2) 职业照射记录应包括:

① 涉及职业照射工作的一般资料;

② 达到或超过有关记录水平的剂量和摄入量等资料以及剂量评价所依据的资料;

③ 对调换过工作单位的工作人员,其在各单位工作的时间和所接受的剂量和摄入量等资料;

④ 因应急干预或事故所受到的剂量和摄入量记录,这种记录应附有有关调查报告,并应与正常工作期间所受的剂量和摄入量分开。

(3) 注册者、许可证持有者和用人单位还应该:

① 按国家审管部门的有关规定报送职业照射的监测记录和评价报告;

② 准许工作人员和健康主管人员查阅照射记录及有关资料;

③ 当工作人员调换工作单位时,向新用人单位提供工作人员的照射记录的复制件;

④ 当工作人员停止工作时,应按审管部门或审管部门指定的要求,为保存工作人员的职业照射记录作出安排;

⑤ 注册者、许可证持有者和用人单位停止涉及职业照射活动时,应按审管部门的要求为保存工作人员的记录作出安排。

(4) 在工作人员满 75 岁之前应为他们保存职业照射记录,在工作人员停止辐射工作后,其职业照射记录至少要保存 30 年。

3.4 公众照射的控制

公众照射是指公众成员所受的辐射源的照射,包括获准的源与实践所产生的照射和在干预情况下受到的照射,但不包括职业照射、医疗照射和正常天然本底辐射的照射。

《基本标准》规定,注册者和许可证持有者,应对他们所负责的源或实践所引起的公众照射负责。

3.4.1 公众照射的剂量限制

《基本标准》对公众照射的剂量限制作了如下规定。

1) 剂量限值

实践使公众中有关关键组的成员所受到的平均剂量估计值不应超过下述限值:

(1) 年有效剂量,1 mSv。

(2) 特殊情况下,如果 5 个连续年的平均剂量不超过 1 mSv,则某一单一年份的有效剂量可提高到 5 mSv。

(3) 眼晶状体的年当量剂量,15 mSv。

(4) 皮肤的年当量剂量,50 mSv。

2) 慰问者及探视人员的剂量限制

上述的公众剂量限值不适用于患者的慰问者(例如,并非他们的职责,明知会受到照射却自愿帮助护理、支援和探视、慰问正在接受医学诊断或治疗的患者的人员)。但是,应对患者的慰问者所受的照射加以约束,使他们在患者诊断或治疗期间所受的剂量不超过 5 mSv。应将探视食入放射性物质的患者的儿童所受的剂量限制在 1 mSv 以下。

3.4.2 外照射源的控制

1) 关于外照射源

什么是外照射源?外照射源就是指会对公众产生体外照射的源。理论上 α,β,X,γ 射线和中子都有可能对接触者产生外照射。但实际上,因为 α 射线不能穿透外层皮肤,所以一般认为 α 射线没有外照射危害;β 射线只有在近距离接触时才有可能产生外照射,在职业辐射防护中曾发生过 β 烧伤。但对公众而言,不应当、一般也不允许公众非常近距离地接触 β 辐射源,因此,对公众而言,能产生外照射的实际上只有贯穿辐射(X 射线、γ 射线和中子)。所以,控制外照射源对公众的照射实际上就是控制贯穿辐射源对公众的照射。

2) 如何控制外照射源对公众的照射

《基本标准》指出,如果审管部门确认某种外照射源可能引起公众照射,则注册者和许可证持有者就有义务采取有效措施控制公众的外照射。

(1) 在对源进行调试(投入使用)之前,关于源的设计、施工安装以及在这些过程中所进行的全部修改都必须获得审管部门的审评和书面认可。实际上,书面认可就是批准的一种形式。《基本标准》特别强调新设施的平面布置和设备布置资料和现有设施的全部重要修改都要经过审管部门的审评和认可,因为这几方面和公众照射的大小有密切关系。

(2) 对源提供最优化的屏蔽和其他防护措施。

(3)《基本标准》在第 4 章“对实践的主要要求”中具体提出了防护和屏蔽的要求。

(4) 我国目前的做法是,新设施的设计和现有源的改造都应提交安全分析报告和环境影响评价文件。在关于源的安全分析报告和环境影响报告书中详细描述与公众照射相关的源特征,并提出剂量约束,监督部门在审批环境影响报告书时将加以核准(也可能提出异议)。

3.4.3　非开放场所中放射性污染的控制

1) 非开放场所的定义

非开放场所是指相对较大的源(例如划有控制区、监督区)的范围内,在未经特别安排的情况下不对公众开放的区域,这样的区域,有可能存在一定的污染。

2) 公众照射的控制

(1) 非开放场所要视具体情况,采取优化措施,例如源的合理布置,设计建筑足够屏蔽等,以限制污染在公众可达区域内引起公众照射。

(2) 防止非开放区域的污染向公众可到达区域扩散,这需要对源的运行采用专门包容措施,例如放射性物料运输,必须有良好包装;不允许放射性工作人员穿戴放射性工作服到公众可到达地区;一切污染工具、面具,未经去污合格,不得携带出放射性污染区;最后作补救措施,在公众可到达区域发生污染,应尽快彻底去污。

3.4.4　放射性废物管理

放射性废物管理包括对放射性气体、放射性废液和放射性固体废物的管理。对于人工源来说,由放射性废物产生的公众照射是公众照射剂量的主要来源。为了控制由放射性废物产生的公众照射,必须遵循以下原则。

(1) 在使用源或进行实践中要采取必要措施,使其所产生的放射性废物量(包括活度和体积)最小。

(2) 依照《基本标准》和国家其他有关法规和标准,制订放射性废物具体管理办法,对放射性废物实施良好管理。具体包括废物分类、整备、减容、运输、贮存和处理,确保:

① 对工作人员和公众的健康以及对环境可能造成的危害降到可接受的水平;

② 对后代的预计影响不大于当前可接受的水平;

③ 对于废物管理,我们这一代能完成的工作不能留给后代去解决,不能把包袱甩给后代而给后代增加不适当的负担。

3.4.5　放射性物质向环境排放的控制

1) 排放要求

放射源使用和实践要向环境排放放射性物质,必须遵守国家有关标准和法规,向监督管理部门提出申请,以求获得批准。《基本标准》规定向环境中排放放射性物质具体要求如下:

(1) 排放限值,包括排放总量(体积)和浓度(活度)限值。在《基本标准》的制定过程中,根据我国的具体经验,明确提出了总量和浓度的双重限值,以防止在短时间内的集中排放。排放总量限值应根据监督管理部门认可的该途径的公众照射剂量限值的份额确定,排放的浓度限值由排放总量限值通过有效的运行时间分配得出。

(2) 排放必须是受控的。受控的手段是与源或实践的具体条件适应的流量和浓度监控设备。这类设备的有效性应得到监督管理部门的认可。

(3) 应保证放射性废液是槽式排放(即批量排放)。这个要求的目的是一旦排放废液的浓度未达标,还有机会采取补救措施。

(4) 排放应遵守《基本标准》规定的限值要求。

(5) 排放的控制要做到最优化,使排放行动对公众的照射和对环境的影响都做到尽可能合理地低。

2）关于少量低放废液排入城市下水道问题

在源和实践过程中，产生少量低放废液的排放问题，在原国标《辐射防护规定》(GB8703—88) 中这样规定：为了使城市里放射性同位素用户操作中产生的少量极低放废液能有出路，不至于因为标准太严而无法开展工作，同时也不至于对环境产生不可接受的影响，《基本标准》保留了原标准中那样的规定，并增加了"经审管确认满足下列条件的低放废液，方可直接排入"、"并应对每次排放做好记录"（包括排放时间、排放量、排放操作经手人等）以备查。

具体排放条件如下：

（1）每月排放的总活度不超过较小的年摄入量限值（annual limit of intake，ALI）的 10 倍。

（2）每一次排放的活度不超过较小的年摄入量限值，并且每次排放后用不小于 3 倍排放量的水进行冲洗。

凡需要把低放射性废液向下水道排放的单位，应首先向监督管理部门提出申请。

需要强调的是，排放的必须是低放射性水平的废液，如果是与水不相混溶的有机溶液如测量 ^{3}H，^{14}C 所用的有机闪烁液，只要其放射性浓度大于 37 Bq/L，则必须作为放射性废物交有关部门处置。

3.4.6　公众照射的监测

1）公众照射的监测内容

以前我们只听说过对流出物监测和环境监测，未听说过对公众照射的监测。而《基本标准》所提出的公众照射的监测，就是指环境监测和流出物监测，但不是指关于照射引起的公众个人剂量的监测。环境监测包括运行前监测和正常运行时的常规监测。《基本标准》中没有明确提出运行前监测。运行前监测的主要任务是确定常规采样和测量的本底水平，这对于评价公众照射是十分必要的，因为不同地点的天然放射性核素浓度和由此形成的照射往往有显著差别。不仅要在源运行前 1～2 年内完成针对运行后的常规监测点（比较靠近源）的本底放射性水平的调查和测量，在源运行后，在离开源的距离比常规监测范围更远的地方（例如，在 15～30 km 之外的地方，因为在运行后，常规监测往往已收缩到一个较小的范围）的部分采样和测量点也应并继续进行前后项目相同的采样和测量,所取得的信息对于评价运行后的公众照射往往同样是必要的。按监测的对象分,公众照射监测可包括流出物监测和环境监测;按监测的性质分,可分为常规监测和应急监测。

2)关于流出物的(常规)监测

流出物监测应按实践具体情况,制订详细监测大纲,使《基本标准》中提出的放射性物质向环境排放的各项要求和审管部门所制订的各项要求得到满足,并每年把监测结果报审管部门备案。

3)关于应急监测

(1)应急监测是指在源或实践发生异常事件或事故的情况下,或者是在对核事故或其他辐射事故实施响应时,由注册者、许可证持有者与政府指定的监测部门所实施的计划外的特殊监测。

(2)应急监测的分类、特点和目的。

应急监测包括应急流出物监测和应急环境监测。应急环境监测又包括辐射监测(贯穿)、环境采样和实验室分析。应急监测的目的有:

① 了解事件或事故的严重程度,为事故的分类提供信息;

② 帮助决策者决定是否需要采取保护行动或者干预;

③ 提供如何防止污染扩散的信息;

④ 提供保护应急工作人员的信息;

⑤ 提供关于由辐射应急导致的危险程度和时限的准确、及时的信息;

⑥ 确认诸如去污程序和措施是否有效等。

为了达到上述目标,对应急监测的要求是快速得出结果,对于准确性的要求不如对常规监测要求的那样严格。

(3)核事故应急环境监测的主要内容有:

① 由于烟羽、地面沉积或(直接)产生的环境 γ/β 剂量率监测;

② 空气中放射性核素浓度的采样与测量;

③ ^{131}I 与 ^{137}Cs 以及其他重要放射性核素的沉积分布测量图;

④ 在沉积物中的放射性核素混合物采样测量;

⑤ 各种食品和饮用水中放射性核素浓度的采样测量。

与上述各项监测活动相应的措施是采样工作。在一次严重事故的各个阶段,都离不开环境采样工作。

因为在应急状态下,引起公众照射的最重要途径可能是外照射和吸入内照射,应急环境监测计划的重点是评估直接照射水平和气溶胶浓度。管理控制还应当限制可能由食品和饮用水引起的内照射,所以,食品和饮用水源必然是应急监测的主要内容。

对于核技术应用(源)的注册者和许可证持有者,例如密封放射源持有者,关于应急监测能力的具体要求,在《基本标准》实施后,也需要制定规范。

3.4.7　含放射性物质消费品的管理

含放射性物质的消费品可能会使人们受到显著的照射,例如用含^{226}Ra的材料制成荧光涂料用于夜光表盘,静电消除器中含有^{210}Po,烟雾探测器中使用^{241}Am。因此,加强对含有放射性物质的消费品的管理,使那些对公众照射剂量很低的消费品为人类发挥效益,同时控制消费品产生公众照射的数量,是完全必要的。

不论是直接的使用者,还是非直接使用者,所受到来自含有放射性物质消费品的照射,都属于公众照射。

《基本标准》对可以向公众出售的消费品作了明确规定,即要满足以下三个条件之一:

(1) 其中所含放射性物质引起的照射是被排除的;

(2) 消费品中所含放射性物质导致的照射符合《基本标准》规定的豁免要求;

(3) 已取得监督管理部门的豁免认可,经监督管理部门审批同意销售的。

3.5　我国现行相关标准

《电离辐射防护与辐射安全基本标准》(GB 18871—2002)是我国关于电离辐射安全与防护的最基本标准,但是该标准中的内容强调一般原则,不便于实际操作。除了《基本标准》,我国还有一些针对具体项目的国家标准。这些国家标准针对性比较强,具有较强的可操作性。然而,由于其中有些标准中的一些内容是基于《放射卫生防护基本标准》(GB 4792—84)及《辐射防护规定》(GB 8703—88)制定出来的,与现行有效的《基本标准》存在一定的冲突,且有些标准中的管理要求与现行法律法规相悖,因此在使用这些国家标准时,应注意这方面的问题。表 3 - 3 列出了我国与电离辐射源相关的一些常用国家标准的目录,便于实践中参考。

表 3-3　常用电离辐射源的安全与防护相关国家标准目录

标 准 号	标 准 名 称
GB 18871—2002	电离辐射防护与辐射安全基本标准
GB 11806—2004	放射性物质安全运输规程
GB 4075—2009	密封放射源一般要求和分级
GB 14500—2002	放射性废物管理规定
GB 10252—2009	γ 辐照装置的辐射防护与安全规范
GBZ 113—2006	核与放射事故干预及医学处理原则
GBZ 114—2006	密封放射源及密封 γ 放射源容器的放射卫生防护标准
GBZ 115—2002	X 射线衍射仪和荧光分析仪卫生防护标准
GBZ 116—2002	地下建筑氡及其子体控制标准
GBZ 117—2015	工业 X 射线探伤放射卫生防护标准
GBZ 118—2002	油(气)田非密封型放射源测井卫生防护标准
GBZ 119—2006	放射性发光涂料卫生防护标准
GBZ 120—2006	临床核医学放射卫生防护标准
GBZ 121—2002	后装 γ 源近距离治疗卫生防护标准
GBZ 122—2006	离子感烟火灾探测器放射防护标准
GBZ 123—2006	汽灯纱罩生产放射卫生防护标准
GBZ 124—2002	地热水应用中放射卫生防护标准
GBZ 125—2009	含密封源仪表的放射卫生防护要求
GBZ 126—2011	医用电子加速器卫生防护标准
GBZ 127—2002	X 射线行李包检查系统卫生防护标准
GBZ 128—2002	职业性外照射个人监测规范
GBZ 129—2002	职业性内照射个人监测规范
GBZ 130—2013	医用 X 射线诊断卫生防护标准
GBZ 131—2002	医用 X 射线治疗卫生防护标准
GBZ 132—2008	工业 γ 射线探伤放射防护标准
GBZ 133—2009	医用放射性废物的卫生防护管理
GBZ 134—2002	放射性核素敷贴治疗卫生防护标准
GBZ 136—2002	生产和使用放射免疫分析试剂(盒)卫生防护标准
GBZ 138—2002	医用 X 射线诊断卫生防护监测规范
GBZ 139—2002	稀土生产场所中放射卫生防护标准
GBZ 140—2002	空勤人员宇宙辐射控制标准
GBZ 141—2002	γ 射线和电子束辐照装置防护检测规范
GBZ 142—2002	油(气)田测井用密封型放射源卫生防护标准
GBZ 143—2015	货物/车辆辐射检查系统的放射防护要求
GBZ/T 144—2002	用于光子外照射放射防护的剂量转换系数
GBZ/T 146—2002	医疗照射放射防护名词术语

标　准　号	标　准　名　称
GBZ/T 147—2002	X 射线防护材料衰减性能的测定
GBZ/T 148—2002	用于中子测井的 CR39 中子剂量计的个人剂量监测方法
GBZ/T 149—2015	医学放射工作人员的卫生防护培训规范
GBZ/T 151—2002	放射事故个人外照射剂量估算原则
GBZ/T 152—2002	γ 射线远距治疗室设计防护标准
GBZ/T 154—2006	两种粒度放射性气溶胶年摄入量限值
GBZ/T 155—2002	空气中氡浓度的闪烁瓶测定方法
GBZ 161—2004	医用 γ 射线远距治疗防护与安全标准
GBZ 165—2012	X 射线计算机断层摄影放射防护要求
GBZ 166—2005	职业性皮肤放射性污染个人监测规范
GBZ 167—2005	放射性污染的物料解控和场址开放的基本要求
GBZ 168—2005	X,γ 射线头部立体定向外科治疗放射卫生防护标准
GBZ 174—2006	含发光涂料仪表放射卫生防护标准
GBZ 175—2006	γ 射线工业 CT 放射卫生防护标准
GBZ 176—2006	医用诊断 X 射线个人防护材料及用品标准
GBZ 177—2006	便携式 X 射线检查系统放射卫生防护标准
GBZ 178—2014	低能 γ 射线粒籽源植入治疗的放射防护要求与质量控制检测规范
GBZ 179—2006	医疗照射放射防护基本要求
GBZ/T 183—2006	电离辐射与防护常用量和单位
DB 31/462—2009	医用 X 射线诊断机房卫生防护与检测评价规范

第4章

放射性同位素与射线装置的应用

随着国民经济的发展,核技术应用已取得了很大成绩,除了近几年我国核电快速发展以外,其他民用核技术在国民经济各个领域也得到广泛应用,已经形成一个民用核技术产业。广义上讲,核技术应用包括放射性同位素和射线装置的应用。

本章就核技术应用中有关放射性同位素和射线装置的类型与性质作简单介绍。

4.1 辐射源

所谓辐射源,是指可以通过发射电离辐射或释放放射性物质而引起辐射照射的一切物质或实体。例如:发射氡的物质是存在于环境中的源、γ 辐照装置是食品辐照保鲜实践中的源、医用 X 射线机是放射诊断实践中的源、核电厂是核动力发电实践中的源。

辐射源按其射线来源分为:放射性同位素和射线装置两大类。其中放射性同位素按其使用形式不同又分为密封型放射源和非密封型放射源。

1) 密封型放射源

密封型放射源,简称"密封源",在《电离辐射防护与辐射源安全基本标准》(GB 18871—2002)中定义为"密封在包壳里的或紧密地固结在覆盖层里并呈固体形态的放射性物质。"而在《中华人民共和国放射性污染防治法》中"密封源"一词的含义为"永久密封在容器中或者有严密包层并呈固态的放射性材料"。

2) 非密封型放射源

非密封型放射源,是指未被包壳或紧密覆盖层密封的放射源,简称非密封源,过去曾长期沿用"开放型放射源"这一名称。

3）射线装置

在《中华人民共和国放射性污染防治法》中规定射线装置是指 X 射线机、加速器、中子发生器以及含放射源的装置。

4.2 密封源的类型与性质

密封源按辐射类型不同,可以将其分为 α 源、β 源、γ 源和中子源;按其几何形状不同,可分为点状源、线源、平面源和圆柱源;按活度不同,可分为检验源、参考源、标准源和工作源;按用途不同,又可分为辐射探测器刻度源(校正源)、工业照相源、辐射仪表用源、医疗用源和 γ 辐照装置用源等。

4.2.1 α 源

α 粒子辐射穿透能力有限,但具有强的局部电离作用。α 辐射源主要应用于烟雾探测器、静电消除器等离子发生器,以及用做 α 能谱分析的参考源和作为放射性活度测量时刻度探测器的标准源。作为 α 源,要求它除了发射 α 粒子外应没有或只有少量的其他辐射。目前常用的 α 源为数不多,如^{241}Am 源、^{210}Po 源。常见的可用做 α 源的放射性核素如表 4-1 所示。

表 4-1　常见的可做 α 源的放射性核素

放射性核素	半衰期	主要 α 粒子能量/MeV	比活度/(Bq/g)
^{210}Po	138.4 d	5.3(100%)	1.67×10^{14}
^{235}U	7.04×10^8 a	4.40(57%),4.37(18%)	7.99×10^4
^{238}U	4.51×10^9 a	4.20(77%),4.15(23%)	1.24×10^4
^{239}Pu	2.44×10^4 a	5.15(88%),5.11(11%)	2.27×10^9
^{238}Pu	87.75 a	5.50(72%),5.46(28%)	6.36×10^{11}
^{241}Am	433 a	5.48(85%),5.55(13%)	1.27×10^{11}

α 源的射程比较短,因此,其活性材料的均匀性就显得很重要。为了满足这个要求,α 源常用电镀法或粉末冶金法制备。为了做到既能严格密封又能让 α 粒子出射,所以活性材料一般只能用几个微米厚的贵金属箔窗覆盖。由于 α 源窗非常薄,源窗破裂的可能性很大,因此在使用时要极其小心。

常用的 α 源一般活度较低,α 粒子能量通常低于 7 MeV。这种能量的 α 粒子在空气中的射程小于 5.9 cm。人体角质层(厚度约为 7 mg/cm²)能吸收掉能量高于 7.5 MeV 的 α 粒子。因此,α 源通常不会对人体构成外照射危害。

4.2.2　β 源

β 辐射源主要应用于 β 放射性活度测量时刻度探测器的参考源和工作源,以及可用做测量薄层物质厚度的核子计源和色层分析仪的离子发生器源。

对于 β 源最主要的要求包括:

(1) 除了 β 粒子以外不希望发生任何其他辐射;

(2) 放射性核素的半衰期既不太短又不太长;

(3) 要求源的加固件、支撑物和源窗能完全透过源的 β 辐射;

(4) 要求放射性填料固定良好,以防止辐射材料移动到表面上。

常见的可用于 β 源的核素,如表 4-2 所列。

表 4-2　常见的可做 β 源的放射性核素

核　　素	粒子最大能量/MeV	半 衰 期
³H	0.018	12.35 a
¹⁴C	0.158	5 730 a
¹⁴⁷Pm	0.255	2.623 a
⁸⁵Kr	0.672	10.7 a
⁹⁰Sr	0.554	29.12 a
⁹⁰Y	2.274	64.1 h
³²P	1.709	14.29 d
⁶³Ni	0.067	96.0 a
²⁰⁴Tl	0.763	3.78 a
²²Na	0.547	2.60 a
²⁴Na	1.39	15.0 h

β 源的窗也很薄,也存在源窗破裂而导致污染的可能性,所以必须经常检查。⁶³Ni 和 ¹⁴⁷Pm 等低 β 能量的源窗非常薄,使用时必须十分注意。

β 粒子的穿透能力与同等能量 α 粒子相比,大约要强 100 倍。能量大于 70 keV 的 β 粒子可以穿透人体皮肤角质层厚度。常用的 β 源除个别低能 β 源以外,对于 $E_{\beta max} \geqslant 0.3$ MeV,操作量为 5 MBq 或 $E_{\beta max} \leqslant 0.3$ MeV,操作量为 50 MBq 时,均必须采取简单的防护,并在任何情况下都不可以裸手去拿 β 源。

4.2.3 γ源

γ源可以制成各种不同的形状和活度。活度超过 100 TBq 量级的 γ 源用于远距离治疗装置和工业辐照装置。而中、低活度的源主要可作为核子计源、γ照相源和间质治疗与腔内治疗源。

^{60}Co 源是所有已知的源中应用最广泛的 γ 源,其活性部分一般是由 50% 钴和 50% 镍组成的合金或金属钴制成的小圆柱体。^{60}Co 源不仅供辐照使用,也可以供射线照相使用。^{57}Co 与 ^{241}Am 发射的 γ 射线能量较低,^{60}Co 与 ^{137}Cs 发射的 γ 射线能量较高。

4.2.4 中子源

中子源主要在石油地质勘探、辐射育种、活化分析、湿度测量和科学研究等不同领域得到了广泛应用,也可以作为中子探测器的刻度用源。

^{241}Am-Be 源是最常见的中子源。利用 ^{241}Am 的 α 粒子,通过 ^{9}Be(α,n)^{12}C 反应产生中子。产生的中子平均能量为 4.5 MeV,属快中子。近来,^{252}Cf(锎)中子源应用增多。^{252}Cf 为自发裂变核素,每次自发裂变平均产生 3.76 个中子,平均能量为 2.4 MeV,其半衰期比较短,为 2.645 a。

中子的辐射权重因子很大,对人体的影响相对较大,使用时要非常注意。

4.3 密封源应用

自 20 世纪 50 年代后,密封放射源的种类以及数量不断增长,应用领域也迅速拓宽。时至今日,密封放射源已广泛地应用于医疗、科研、工农业以及一些消费品中。

4.3.1 γ辐照装置

γ辐照加工装置是指用于医疗用品辐射消毒、农业育种、化工产品加工、食品保鲜以及辐射研究用的 γ 密封源装置。所用密封源一般为 ^{60}Co 源,装源活度多为 $3.7 \times 10^{14} \sim 3.7 \times 10^{16}$ Bq(万居里~百万居里)。截至 2015 年,上海地区有 9 套 γ 辐照装置。

4.3.2　仪表上的密封源

密封放射源在仪表上的应用是核技术应用的重要组成部分之一。常见的核仪表主要包括料位计、核子秤、测厚仪、探伤机等。

1) 料位计

料位计用于料位高度测定。主要采用 γ 射线源，常用源有 ^{60}Co，^{137}Cs 密封源，其活度一般在 4 MBq～40 GBq（约 0.1 mCi～1 Ci）。

料位计的常用企业有化肥厂、化纤厂、水泥厂、化工厂等。

2) 核子秤

核子秤用于输送量测定，工业企业中常应用于传送系统中运动物料的称量。核子秤常用的密封源有 ^{60}Co 与 ^{137}Cs 密封源。

核子秤的常用企业有选煤厂、盐厂、啤酒厂等。

3) 测厚仪

测厚仪用于厚度测量，根据不同对象选择不同类型的密封放射源。

α 源用来测量很薄样品的厚度，质量厚度为 5～50 g/m^2（比普通的 A4 复印纸还薄）的物质通常只能用发射 α 射线的核素（如 ^{210}Po，^{239}Pu）来测量。

采用 β 源（^{85}Kr，^{90}Sr，^{147}Pm，^{204}Tl）的测厚仪可用于对质量厚度为 50～1 000 g/m^2 的物质的测量，其能测量的最大厚度相当于 1.2 mm 的钢板。

γ 射线（^{60}Co，^{137}Cs，^{241}Am 源）吸收法或 β 射线诱发的韧致辐射吸收法可用于质量厚度为 10^4～10^5 g/m^2 范围的厚度测量。

测厚仪的常用企业有造纸厂、塑料厂、炼钢厂、建材厂等。

4) 探伤机

探伤机用于金属铸件、焊缝等质量检查，常使用的 γ 放射源有 ^{60}Co，^{75}Se，^{192}Ir 等。

γ 探伤机的常用企业有锅炉厂、化工厂等。

核仪表除上述应用以外，还用于科学研究、油气井探测等其他诸多方面，有关一些密封放射源典型应用列于表 4 - 3。

4.3.3　医疗上应用

1) 近距离治疗用的密封源

近距离治疗是将一个或一组密封源置于患者的体表、腔内或植入组织间质中,借助源释放的 β 射线或 γ 射线照射病灶的放射治疗方法。

（1）浅表治疗用的密封源,常用的源是由 ^{32}P, ^{90}Sr, ^{204}Tl, ^{147}Pm 及 ^{206}Ru 等制成的敷贴器,而治疗中等或较大的眼葡萄膜黑色素瘤通常用的源敷贴器是 ^{103}Pd 和 ^{125}I 等,治疗鼻咽部肿瘤也可用 ^{60}Co 源敷贴器。

（2）腔内治疗或间质治疗用的密封源,常用的 γ 源是 ^{192}Ir, ^{60}Co, ^{125}I, ^{103}Pd, ^{198}Au, ^{182}Ta 和 ^{137}Cs 等。

2）远距离治疗用的密封源

源的工作位置离开病灶靶区垂直距离 1 m 处的放射治疗方法称为远距离治疗,常用的密封源是 ^{60}Co,很少应用 ^{137}Cs 源。

表 4-3　常见密封放射源典型应用

应用类别	密封放射源	半 衰 期	说　　明
（1）工业应用			
测厚仪	^{85}Kr（气体）	10.8 a	应用于纸张、塑料以及类似材料的厚度测量
	^{90}Sr	28.1 a	
	（^{14}C, ^{32}p, ^{147}Pm, ^{241}Am）	（5 730 a,14.3 d, 2.6 a,432.2 a）	
料位仪	^{137}Cs, ^{60}Co	30.2 a,5.3 a	测量容器内料位高度
	（^{241}Am）	（432.2 a）	
密度计	^{137}Cs, ^{241}Am	30.2 a,432.2 a	测量输送带上的物料质量
	（^{90}Sr）	28.1 a	
水分计	^{241}Am - Be,（^{252}Cf）	432.2 a,（2.6 a）	中子源测量砂、土壤中的水含量
工业射线照相	^{60}Co, ^{192}Ir	5.3 a,73.8 d	用于非破坏性检测
	（^{137}Cs）	（30.2 a）	
静电消除器	^{210}Po, ^{226}Ra	138.4 d,1 600 a	用于胶带、纺织等行业
	^{241}Am	432.2 a	
X荧光分析仪	^{55}Fe	2.7 a	携带式仪表,用于金属测量
	（^{238}Pu, ^{241}Am）	（87.7 a,432.2 a）	
消毒	^{137}Cs, ^{60}Co	30.2 a,5.3 a	医疗设备的消毒和食品保鲜

续　表

应用类别	密封放射源	半衰期	说　明
(2) 科研应用			
电子俘获器	^{3}H	12.3 a	用做气相色谱仪的电子俘获器
	(^{63}Ni)	(100 a)	
氚靶	^{3}H	12.3 a	用于 D.T 反应
刻度源	很多不同种类的源	—	用于仪器功能和效率控制以及刻度
辐照器	^{60}Co	5.3 a	固定装置
静电消除器	^{210}Po	138.4 d	用于分析天平
	^{226}Ra	1 600 a	
(3) 医疗应用			
临床远距离治疗	^{60}Co, (^{137}Cs, ^{192}Ir)	5.3 a, (30.2 a, 73.8 d)	
近距治疗	^{137}Cs, ^{192}Ir, ^{226}Ra, ^{60}Co	30.2 a, 73.8 d, 1 600 a, 5.3 a	
骨密度仪	^{241}Am, ^{125}I	432.2 a, 59.4 d	

注：每一种应用中也有可能用到的密封源列在括号中。

4.4　非密封源应用

非密封源通常是指开放型放射源,其在工业、农业、医学和科学研究中广泛应用,特别在医学上应用更为突出,目前世界上生产的放射性核素约有 $80\%\sim90\%$ 用于医学,但常用核素仅有 30 多种。

4.4.1　放射性药物研制与生产

放射性药物研制与生产所用的放射性核素主要来源是通过人工核反应,从反应堆和加速器中生产,然后通过一系列药物合成工艺过程,提供含有放射性核素的药物供医院使用,用于疾病诊断与治疗。

通过反应堆和加速器生产的常用放射性核素如表 4-4 和表 4-5 所列。

表 4-4　在反应堆中生产的常用医用放射性核素

放射性核素	半　衰　期	应用于生产的主要核反应
^{3}H	12.33 a	^{6}Li(n,α)^{3}H
^{14}C	5 730 a	^{14}N(n,p)^{14}C
^{32}P	14.38 d	^{32}s(n,p)^{32}P；^{31}P(n,γ)^{32}P
^{35}S	87.4 d	^{35}Cl(n,p)^{35}S
^{51}Cr	27.7 d	^{50}Cr(n,γ)^{51}Cr
^{75}Se	118.5 d	^{74}Se(n,γ)^{75}Se
^{99}Mo	66 h	^{98}Mo(n,γ)^{99}Mo 从废铀棒中分离提取
^{125}I	60 d	^{124}Xe(n,γ)^{125}Xe $\xrightarrow{Ec}$ ^{125}I
^{131}I	8.04 d	^{130}Te(n,γ)^{131}Te $\xrightarrow{\beta}$ ^{131}I 从废铀棒中分离提取
^{198}Au	2.7 d	^{197}Au(n,γ)^{198}Au
^{203}Hg	46.8 d	^{202}Hg(n,γ)^{203}Hg

表 4-5　在加速器中生产的常用医用放射性核素

放射性核素	半　衰　期	应用于生产的主要核反应
^{11}C	20.38 min	^{10}B(d,n)^{11}C；^{11}B(d,2n)^{11}C
^{13}N	9.96 min	^{10}B(α,n)^{13}N；^{12}C(d,n)^{13}N
^{15}O	122 s	^{14}N(d,n)^{15}O
^{18}F	109.8 min	^{18}O(p,n)^{18}F；^{20}Ne(d,α)^{18}F
^{52}Fe	8.27 h	^{50}cr(α,2n)^{52}Fe；^{52}Cr(α,4n)^{52}Fe
^{67}Ga	78.3 h	^{66}Zn(d,n)^{67}Ga；^{67}Zn(p,n)^{67}Ga
^{111}In	2.83 d	^{109}Ag(α,2n)^{111}In；^{111}Ca(p,n)^{111}In
^{123}I	13.0 h	^{121}Sb(α,2n)^{123}I
^{201}Tl	74 h	^{201}Pb 子体,氘轰击 Hg

4.4.2　核素发生器

核素发生器是由长寿命母核和短寿命子核组成的一个系统。子核和母核的化学性质必须截然不同,才能较容易地将它们分离。用它来制备短半衰期核素,用于脏器造影和疾病诊断。

常用核素发生器如表 4-6 所列。

表 4 - 6　常用核素发生器

母体 $\xrightarrow[\text{半衰期}]{\text{衰变类型}}$ 子体 $\xrightarrow[\text{半衰期}]{\text{衰变类型}}$ 产物	主要光子能量/keV(％丰度)
$^{99}\text{Mo} \xrightarrow[66\text{ h}]{\beta^-,\gamma} {}^{99m}\text{Tc} \xrightarrow[6\text{ h}]{\text{IT}} {}^{99}\text{Tc}$	140(90)
$^{113}\text{Sn} \xrightarrow[115\text{ d}]{\text{EC}} {}^{113m}\text{In} \xrightarrow[99.5\text{ min}]{\text{IT}} {}^{113}\text{In}$	393(64)
$^{87}\text{Y} \xrightarrow[80\text{ h}]{\text{EC}} {}^{87m}\text{Sr} \xrightarrow[2.8\text{ d}]{\text{IT}} {}^{87m}\text{Sr}$	388(80)
$^{68}\text{Ge} \xrightarrow[288\text{ d}]{\text{EC}} {}^{68}\text{Ga} \xrightarrow[68\text{ min}]{\beta^+} {}^{68}\text{Zn}$	511(176)
$^{132}\text{Te} \xrightarrow[78\text{ h}]{\beta^-,\gamma} {}^{132}\text{I} \xrightarrow[2.28\text{ h}]{\beta^-,\gamma} {}^{132}\text{Xe}$	670(144)
$^{137}\text{Cs} \xrightarrow[30\text{ a}]{\beta^-,\gamma} {}^{137m}\text{Ba} \xrightarrow[2.65\text{ min}]{\text{IT}} {}^{137}\text{Ba}$	662(85)

4.5　射线装置应用

4.5.1　加速器

加速器最早是为核物理实验而设计的,除了科学研究以外,很快在其他领域得到广泛应用,主要是工业和医学应用。

1) 工业应用

加速器的电子束在工业各个领域应用,主要用于聚合物辐射交联和硫化、医疗用品和食品消毒、杀菌,以及高分子聚合物降解等。

在工业应用中,一般要求电子束的能量范围为 0.1～12 MeV,电子束能量不可太低,否则电子穿透力不够,达不到足够深度。但能量不可太高,太高了,被辐射物会被活化,产生感生放射性。

目前常用加速器多为电子束能量在 2～4 MeV 范围的高压型加速器。

2) 医用加速器

随着科学技术发展,高能电子束在肿瘤放疗上的应用,使得加速器治疗用于临床,并很快得到推广。目前医疗上使用最多的是电子直线加速器,它既可以产生高能电子束,又可产生高能 X 射线,常用能量为 6～18 MeV。

4.5.2　X射线机

1）医用X射线机

医用X射线机是应用最广泛、与我们关系最密切的射线装置。通常，医用X射线机可分为用于诊断和治疗两类。常见的有透视用X射线机、摄片用X射线机、乳腺摄影X射线机，牙科X射线机，CT，DR和DSA装置等。

2）工业及其他领域应用

工业无损探伤除了使用γ放射源进行探伤外，也有使用X射线探伤机进行探伤的。与γ探伤相比，X探伤机探伤对象通常是相对较薄的金属构件。

（1）利用X射线轰击样品，测量所产生的衍射X射线强度的空间分布，以确定样品微观结构分析的称为X射线衍射仪。

（2）利用X射线轰击样品，测量所产生的特征X射线，以确定样品中元素种类的含量分析的称为X射线荧光分析仪。

（3）应用于机场、铁路、地铁与车站行李包安全检查的X射线行李包检查系统。

4.6　放射源和射线装置的分类

4.6.1　放射源分类

1）放射源分类的依据

国际原子能机构的安全标准《放射源分类》（RS‐G‐1.9）和其技术文件《制定核与辐射事故以及响应计划的方法》（IAEA‐TECDOC‐953）给出了放射源分类的方法。关于射线装置的分类，目前国际原子能机构尚无相关标准。

参考国际原子能机构的放射源分类，国家环境保护总局于2005年12月23日发布了第62号公告《放射源分类办法》。国家环境保护总局于2006年5月30日发布了第26号公告《射线装置分类办法》，该方法根据射线装置对人体健康和环境可能造成危害的程度来分类。

2）分类的目的

放射源广泛应用于各个领域，活度分布的范围很大，风险大小差别也很大。高活度源能在短期内对人体产生严重的确定性效应，而低活度源不可能产生这种效应。故必须建立放射源分类系统，才能将放射源的安全管理与辐射风险联系在一起，作为与放射源安全和保安等相关许多活动的一个基础，这些活动包括：

(1) 制定或修订国家放射源安全标准；

(2) 建立或调整国家放射源监督管理措施；

(3) 在资源有限时优化放射源的管理；

(4) 优化放射源的保安措施；

(5) 放射源进出口控制；

(6) 应急计划和响应；

(7) 制订无人看管源恢复控制的优先次序；

(8) 有关放射源管理和辐射事故的公众宣传与信息发布。

3) 分类的原则

当放射源的管理符合安全和保安等相关标准时，其对工作人员和公众的辐射风险是很小的。然而，如果源没有处在适当的管理之下，如发生事故、恶意使用或无人看管时，将可能导致程度不同的健康影响，例如出现皮肤损伤，甚至死亡。由于人体健康和安全是至关重要的，所以分类系统主要是基于放射源可导致的、潜在的确定性健康效应。在分类中将不考虑下列因素：

(1) 放射事故和恶意使用放射源导致的社会经济后果；

(2) 辐射的随机效应（例如增加患癌的风险，因为事故或恶意使用放射源导致的确定性效应比短期内增加的任何随机性效应的风险要高得多）；

(3) 医疗原因的故意照射。

4) 放射源类别

参照国际原子能机构的有关规定，按照放射源对人体健康和环境的潜在危害程度，从高到低将放射源分为Ⅰ，Ⅱ，Ⅲ，Ⅳ，Ⅴ类，Ⅴ类源的下限活度值为该种核素的豁免活度。

(1) Ⅰ类放射源为极高危险源，没有防护情况下，接触这类源几分钟到 1 小时就可致人死亡。

(2) Ⅱ类放射源为高危险源，没有防护情况下，接触这类源几小时至几天可致人死亡。

(3) Ⅲ类放射源为危险源，没有防护情况下，接触这类源几小时就可对人造成永久性损伤，接触几天至几周也可致人死亡。

(4) Ⅳ类放射源为低危险源，基本不会对人造成永久性损伤，但对长时间、近距离接触这些放射源的人可能造成可恢复的临时性损伤。

（5）Ⅴ类放射源为极低危险源，不会对人造成永久性损伤。

核技术应用中常用核素的放射源按表4-7进行分类。

表4-7　常用放射源分类标准

核素名称	放射性活度/Bq				
	Ⅰ类源	Ⅱ类源	Ⅲ类源	Ⅳ类源	Ⅴ类源
^{241}Am	$\geqslant 6\times10^{13}$	$\geqslant 6\times10^{11}$	$\geqslant 6\times10^{10}$	$\geqslant 6\times10^{8}$	$\geqslant 1\times10^{14}$
^{241}Am/Be	$\geqslant 6\times10^{13}$	$\geqslant 6\times10^{11}$	$\geqslant 6\times10^{10}$	$\geqslant 6\times10^{8}$	$\geqslant 1\times10^{4}$
^{198}Au	$\geqslant 2\times10^{14}$	$\geqslant 2\times10^{12}$	$\geqslant 2\times10^{11}$	$\geqslant 2\times10^{19}$	$\geqslant 1\times10^{6}$
^{133}Ba	$\geqslant 2\times10^{14}$	$\geqslant 2\times10^{12}$	$\geqslant 2\times10^{11}$	$\geqslant 2\times10^{9}$	$\geqslant 1\times10^{6}$
^{14}C	$\geqslant 5\times10^{16}$	$\geqslant 5\times10^{14}$	$\geqslant 5\times10^{13}$	$\geqslant 5\times10^{11}$	$\geqslant 1\times10^{7}$
^{109}Cd	$\geqslant 2\times10^{16}$	$\geqslant 2\times10^{14}$	$\geqslant 2\times10^{13}$	$\geqslant 2\times10^{11}$	$\geqslant 1\times10^{6}$
^{141}Ce	$\geqslant 1\times10^{15}$	$\geqslant 1\times10^{13}$	$\geqslant 1\times10^{12}$	$\geqslant 1\times10^{10}$	$\geqslant 1\times10^{7}$
^{144}Ce	$\geqslant 9\times10^{14}$	$\geqslant 9\times10^{12}$	$\geqslant 9\times10^{11}$	$\geqslant 9\times10^{9}$	$\geqslant 1\times10^{5}$
^{252}Cf	$\geqslant 2\times10^{13}$	$\geqslant 2\times10^{11}$	$\geqslant 2\times10^{10}$	$\geqslant 2\times10^{8}$	$\geqslant 1\times10^{4}$
^{36}Cl	$\geqslant 2\times10^{16}$	$\geqslant 2\times10^{14}$	$\geqslant 2\times10^{13}$	$\geqslant 2\times10^{11}$	$\geqslant 1\times10^{6}$
^{242}Cm	$\geqslant 4\times10^{13}$	$\geqslant 4\times10^{11}$	$\geqslant 4\times10^{10}$	$\geqslant 4\times10^{8}$	$\geqslant 1\times10^{5}$
^{244}Cm	$\geqslant 5\times10^{13}$	$\geqslant 5\times10^{11}$	$\geqslant 5\times10^{10}$	$\geqslant 5\times10^{8}$	$\geqslant 1\times10^{4}$
^{57}Co	$\geqslant 7\times10^{14}$	$\geqslant 7\times10^{12}$	$\geqslant 7\times10^{11}$	$\geqslant 7\times10^{9}$	$\geqslant 1\times10^{6}$
^{60}Co	$\geqslant 3\times10^{13}$	$\geqslant 3\times10^{11}$	$\geqslant 3\times10^{10}$	$\geqslant 3\times10^{8}$	$\geqslant 1\times10^{5}$
^{51}Cr	$\geqslant 2\times10^{15}$	$\geqslant 2\times10^{13}$	$\geqslant 2\times10^{12}$	$\geqslant 2\times10^{10}$	$\geqslant 1\times10^{7}$
^{134}Cs	$\geqslant 4\times10^{13}$	$\geqslant 4\times10^{11}$	$\geqslant 4\times10^{10}$	$\geqslant 4\times10^{8}$	$\geqslant 1\times10^{4}$
^{137}Cs	$\geqslant 1\times10^{14}$	$\geqslant 1\times10^{12}$	$\geqslant 1\times10^{11}$	$\geqslant 1\times10^{9}$	$\geqslant 1\times10^{4}$
^{152}Eu	$\geqslant 6\times10^{13}$	$\geqslant 6\times10^{11}$	$\geqslant 6\times10^{10}$	$\geqslant 6\times10^{8}$	$\geqslant 1\times10^{6}$
^{154}Eu	$\geqslant 6\times10^{13}$	$\geqslant 6\times10^{11}$	$\geqslant 6\times10^{10}$	$\geqslant 6\times10^{8}$	$\geqslant 1\times10^{6}$
^{55}Fe	$\geqslant 8\times10^{17}$	$\geqslant 8\times10^{15}$	$\geqslant 8\times10^{14}$	$\geqslant 8\times10^{12}$	$\geqslant 1\times10^{6}$
^{153}Gd	$\geqslant 1\times10^{15}$	$\geqslant 1\times10^{13}$	$\geqslant 1\times10^{12}$	$\geqslant 1\times10^{10}$	$\geqslant 1\times10^{17}$
^{68}Ge	$\geqslant 7\times10^{14}$	$\geqslant 7\times10^{12}$	$\geqslant 7\times10^{11}$	$\geqslant 7\times10^{9}$	$\geqslant 1\times10^{5}$
^{3}H	$\geqslant 2\times10^{18}$	$\geqslant 2\times10^{16}$	$\geqslant 2\times10^{15}$	$\geqslant 2\times10^{13}$	$\geqslant 1\times10^{9}$
^{203}Hg	$\geqslant 3\times10^{14}$	$\geqslant 3\times10^{12}$	$\geqslant 3\times10^{11}$	$\geqslant 3\times10^{9}$	$\geqslant 1\times10^{5}$
^{125}I	$\geqslant 2\times10^{14}$	$\geqslant 2\times10^{12}$	$\geqslant 2\times10^{11}$	$\geqslant 2\times10^{9}$	$\geqslant 1\times10^{6}$
^{131}I	$\geqslant 2\times10^{14}$	$\geqslant 2\times10^{12}$	$\geqslant 2\times10^{11}$	$\geqslant 2\times10^{9}$	$\geqslant 1\times10^{6}$
^{192}Ir	$\geqslant 8\times10^{13}$	$\geqslant 8\times10^{11}$	$\geqslant 8\times10^{10}$	$\geqslant 8\times10^{8}$	$\geqslant 1\times10^{4}$
^{85}Kr	$\geqslant 3\times10^{16}$	$\geqslant 3\times10^{14}$	$\geqslant 3\times10^{13}$	$\geqslant 3\times10^{11}$	$\geqslant 1\times10^{4}$
^{99}Mo	$\geqslant 3\times10^{14}$	$\geqslant 3\times10^{12}$	$\geqslant 3\times10^{11}$	$\geqslant 3\times10^{9}$	$\geqslant 1\times10^{6}$
^{95}Nb	$\geqslant 9\times10^{13}$	$\geqslant 9\times10^{11}$	$\geqslant 9\times10^{10}$	$\geqslant 9\times10^{8}$	$\geqslant 1\times10^{6}$
^{63}Ni	$\geqslant 6\times10^{16}$	$\geqslant 6\times10^{14}$	$\geqslant 6\times10^{13}$	$\geqslant 6\times10^{11}$	$\geqslant 1\times10^{8}$
^{237}Np(^{233}Pa)	$\geqslant 7\times10^{13}$	$\geqslant 7\times10^{11}$	$\geqslant 7\times10^{10}$	$\geqslant 7\times10^{8}$	$\geqslant 1\times10^{3}$
^{32}P	$\geqslant 1\times10^{16}$	$\geqslant 1\times10^{14}$	$\geqslant 1\times10^{13}$	$\geqslant 1\times10^{11}$	$\geqslant 1\times10^{5}$

续　表

核素名称	放射性活度/Bq				
	Ⅰ类源	Ⅱ类源	Ⅲ类源	Ⅳ类源	Ⅴ类源
^{103}Pd	$\geqslant 9\times10^{16}$	$\geqslant 9\times10^{14}$	$\geqslant 9\times10^{13}$	$\geqslant 9\times10^{11}$	$\geqslant 1\times10^{8}$
^{147}Pm	$\geqslant 4\times10^{16}$	$\geqslant 4\times10^{14}$	$\geqslant 4\times10^{13}$	$\geqslant 4\times10^{11}$	$\geqslant 1\times10^{7}$
^{210}Po	$\geqslant 6\times10^{13}$	$\geqslant 6\times10^{11}$	$\geqslant 6\times10^{10}$	$\geqslant 6\times10^{8}$	$\geqslant 1\times10^{4}$
^{238}Pu	$\geqslant 6\times10^{13}$	$\geqslant 6\times10^{11}$	$\geqslant 6\times10^{10}$	$\geqslant 6\times10^{8}$	$\geqslant 1\times10^{4}$
^{239}Pu/Be	$\geqslant 6\times10^{13}$	$\geqslant 6\times10^{11}$	$\geqslant 6\times10^{10}$	$\geqslant 6\times10^{8}$	$\geqslant 1\times10^{4}$
^{239}Pu	$\geqslant 6\times10^{13}$	$\geqslant 6\times10^{11}$	$\geqslant 6\times10^{10}$	$\geqslant 6\times10^{8}$	$\geqslant 1\times10^{4}$
^{240}Pu	$\geqslant 6\times10^{13}$	$\geqslant 6\times10^{11}$	$\geqslant 6\times10^{10}$	$\geqslant 6\times10^{8}$	$\geqslant 1\times10^{3}$
^{242}Pu	$\geqslant 7\times10^{13}$	$\geqslant 7\times10^{11}$	$\geqslant 7\times10^{10}$	$\geqslant 7\times10^{8}$	$\geqslant 1\times10^{4}$
^{226}Ra	$\geqslant 4\times10^{13}$	$\geqslant 4\times10^{11}$	$\geqslant 4\times10^{10}$	$\geqslant 4\times10^{8}$	$\geqslant 1\times10^{4}$
^{188}Re	$\geqslant 1\times10^{15}$	$\geqslant 1\times10^{13}$	$\geqslant 1\times10^{12}$	$\geqslant 1\times10^{10}$	$\geqslant 1\times10^{5}$
^{103}Ru(^{103m}Rh)	$\geqslant 1\times10^{14}$	$\geqslant 1\times10^{12}$	$\geqslant 1\times10^{11}$	$\geqslant 1\times10^{9}$	$\geqslant 1\times10^{6}$
^{106}Ru(^{106}Rh)	$\geqslant 3\times10^{14}$	$\geqslant 3\times10^{12}$	$\geqslant 3\times10^{11}$	$\geqslant 3\times10^{9}$	$\geqslant 1\times10^{5}$
^{35}S	$\geqslant 6\times10^{16}$	$\geqslant 6\times10^{14}$	$\geqslant 6\times10^{13}$	$\geqslant 6\times10^{11}$	$\geqslant 1\times10^{8}$
^{75}Se	$\geqslant 2\times10^{14}$	$\geqslant 2\times10^{12}$	$\geqslant 2\times10^{11}$	$\geqslant 2\times10^{9}$	$\geqslant 1\times10^{6}$
^{89}Sr	$\geqslant 2\times10^{16}$	$\geqslant 2\times10^{14}$	$\geqslant 2\times10^{13}$	$\geqslant 2\times10^{11}$	$\geqslant 1\times10^{4}$
^{90}Sr(^{90}Y)	$\geqslant 1\times10^{15}$	$\geqslant 1\times10^{13}$	$\geqslant 1\times10^{12}$	$\geqslant 1\times10^{10}$	$\geqslant 1\times10^{6}$
^{99m}Tc	$\geqslant 7\times10^{14}$	$\geqslant 7\times10^{12}$	$\geqslant 7\times10^{11}$	$\geqslant 7\times10^{9}$	$\geqslant 1\times10^{7}$
^{132}Te(^{132}I)	$\geqslant 3\times10^{13}$	$\geqslant 3\times10^{11}$	$\geqslant 3\times10^{10}$	$\geqslant 3\times10^{8}$	$\geqslant 1\times10^{5}$
^{230}Th	$\geqslant 7\times10^{13}$	$\geqslant 7\times10^{11}$	$\geqslant 7\times10^{10}$	$\geqslant 7\times10^{8}$	$\geqslant 1\times10^{4}$
^{204}Tl	$\geqslant 2\times10^{16}$	$\geqslant 2\times10^{14}$	$\geqslant 2\times10^{13}$	$\geqslant 2\times10^{11}$	$\geqslant 1\times10^{6}$
^{170}Tm	$\geqslant 2\times10^{16}$	$\geqslant 2\times10^{14}$	$\geqslant 2\times10^{13}$	$\geqslant 2\times10^{11}$	$\geqslant 1\times10^{6}$
^{90}Y	$\geqslant 5\times10^{15}$	$\geqslant 5\times10^{13}$	$\geqslant 5\times10^{12}$	$\geqslant 5\times10^{10}$	$\geqslant 1\times10^{5}$
^{91}Y	$\geqslant 8\times10^{15}$	$\geqslant 8\times10^{13}$	$\geqslant 8\times10^{12}$	$\geqslant 8\times10^{10}$	$\geqslant 1\times10^{6}$
^{169}Yb	$\geqslant 3\times10^{14}$	$\geqslant 3\times10^{12}$	$\geqslant 3\times10^{11}$	$\geqslant 3\times10^{9}$	$\geqslant 1\times10^{7}$
^{65}Zn	$\geqslant 1\times10^{14}$	$\geqslant 1\times10^{12}$	$\geqslant 1\times10^{11}$	$\geqslant 1\times10^{9}$	$\geqslant 1\times10^{6}$
^{95}Zr	$\geqslant 4\times10^{13}$	$\geqslant 4\times10^{11}$	$\geqslant 4\times10^{10}$	$\geqslant 4\times10^{8}$	$\geqslant 1\times10^{6}$

注：① ^{241}Am 用于固定式烟雾报警器时的豁免值为 1×10^{5} Bq。

　　② 核素份额不明的混合源,按其危险度最大的核素分类,其总活度视为该核素的活度。

　　③ 上述放射源分类原则对非密封源适用。

非密封源工作场所按放射性核素日等效最大操作量分为甲、乙、丙三级,具体分级标准见《电离辐射防护与辐射源安全标准》(GB18871—2002)。

甲级非密封源工作场所的安全管理参照Ⅰ类放射源。

乙级和丙级非密封源工作场所的安全管理参照Ⅱ,Ⅲ类放射源。

4.6.2　射线装置分类

国家环境保护总局于 2006 年 5 月 30 日发布了第 26 号公告《射线装置分类办法》。

该分类办法根据射线装置对人体健康和环境可能造成危害的程度,从高到低将射线装置分为Ⅰ类、Ⅱ类、Ⅲ类。按照使用用途分医用射线装置和非医用射线装置。

(1) Ⅰ类为高危险射线装置,事故时可以使短时间受照射人员产生严重放射损伤甚至死亡,或对环境造成严重影响。

(2) Ⅱ类为中危险射线装置,事故时可以使受照人员产生较严重放射损伤,大剂量照射甚至导致死亡。

(3) Ⅲ类为低危险射线装置,事故时一般不会造成受照人员的放射损伤。常用的射线装置按表 4-8 进行分类。

表 4-8　射线装置分类表

装置类别	医用射线装置	非医用射线装置
Ⅰ类射线装置	能量大于 100 MeV 的医用加速器	生产放射性同位素的加速器(不含制备 PET 用放射性物的加速器) 能量大于 100 MeV 的加速器
Ⅱ类射线装置	放射治疗用 X 射线、电子束加速器 重离子治疗加速器 质子治疗装置 制备正电子发射计算机断层显像装置(PET)用放射性药物的加速器 其他医用加速器 X 射线深部治疗机 数字减影血管造影装置	工业探伤加速器 安全检查用加速器 辐照装置用加速器 其他非医用加速器 中子发生器 工业用 X 射线 CT 机 X 射线探伤机
Ⅲ类射线装置	医用 X 射线 CT 机 放射诊断用普通 X 射线机 X 射线摄影装置 牙科 X 射线机 乳腺 X 射线机 放射治疗模拟定位机 其他高于豁免水平的 X 射线机	X 射线行李包检查装置 X 射线衍射仪 兽医用 X 射线机

第5章

医用 X 射线诊断辐射防护

5.1 概述

医用 X 射线诊断是利用 X 射线特有的穿透作用、荧光效应和感光效应对受检者照射,从而获得医学影像信息的检查方法。医用 X 射线诊断方法可分为常规检查(X 射线透视摄影),X 射线造影检查和 X 射线特殊检查。

透视(fluoroscopy)是利用 X 射线的穿透性和荧光作用,将受检者置于荧光屏(或影像增强器)与 X 射线管之间,X 射线穿过人体之后在荧光屏(或影像增强器)上形成可见影像并进行视读的检查方法,它是一种动态成像方式。普通 X 射线摄影(plain film radiography)是将受检者置于 X 射线管和屏/片组合(screen-film combination)之间,X 射线穿透人体后在胶片上形成潜影,再经显影、定影过程获得清晰胶片影像的检查方法,它是一种静态成像方式。传统的 X 射线透视与 X 射线摄影获得的影像是由 X 射线透过人体内部器官和组织后形成的模拟影像(analog image)。

计算机 X 射线摄影(computed radiography,CR)是采用可重复使用的成像板(imaging plate,IP)代替增感屏胶片作为载体经 X 射线曝光,用激光扫描获得影像信息,通过光学系统收集和放大,计算机采集,得到数字化影像显示的检查技术。数字 X 射线摄影(digital radiography,DR)是以平板探测器(flat panel detector,FPD)代替增感屏胶片作为记录影像信息的载体,将采集后的 X 射线投影信息转换为数字信息,在监视器上形成器官组织影像,这种影像称数字影像(digtal image),经计算机重建为数字矩阵后再经数字-模拟转换,也可以模拟影像显示 X 射线摄影影像的 X 射线检查方法。DR 与 CR 相比是很有发展前景的数字成像技术,随着 FPD 技术的逐步完善,将逐步替代 CR。

人体组织有相当部分是依靠自身的密度、厚度的差异才能在普通摄影检查中显示。此时，可将原子序数高于或低于该组织结构的物质引入器官或周围间隙，使之产生高对比影像，此即 X 射线造影检查（contrast radiography）。

X 射线特殊检查（special radiography）有软线摄影、体层摄影、放大摄影和荧光摄影等。自应用 X 射线计算机断（体）层成像（CT）等现代成像技术以来，只有乳腺软线摄影检查还在应用。

5.2　正当性判断

医用 X 射线诊断检查在能取得相同净利益的情况下，应尽可能采用不涉及 X 射线照射的其他方法（如 B 超、核磁共振），在无法替代时也应权衡利弊，证明医用 X 射线诊断给受检者个人所带来的利益大于可能引起的辐射危害时，该诊断检查才是正当的。

所有新型医用 X 射线诊断技术与方法，使用前都应通过正当性判断，并应在使用时严格控制其适应证范围。

每一项 X 射线诊断检查实践，应根据诊断目的和受照个人特征对其进行正当性判断。执业医师和有关医技人员应尽可能使用与计划照射相关的患者先前已有的诊断信息和医学记录，避免不必要的重复照射。

应认真对育龄妇女、孕妇的 X 射线诊断性医疗照射进行正当性判断，特别是腹部和骨盆检查，也应注意儿童的诊断性医疗照射的正当性判断。

5.3　合理应用

1）儿童

应根据儿童的特征和诊断要求进行正当性判断，必要时应进行逐例正当性判断。临床医师和有关医技人员应尽可能使用与计划照射相关的受检者先前已有的诊断信息和医学记录，避免不必要的照射。未经特殊允许不得用儿童做 X 射线检查的示教和研究病例。

2）育龄妇女

对育龄妇女进行腹部或骨盆部位的 X 射线检查时，应首先问明是否已经怀孕并了解月经情况，必要时进行妊娠试验。检查宜限制在月经来潮后的 10 天内进行。对月经过期的妇女，除确有证据表明没有怀孕的以外，均应当作孕妇看待。

为减少胎儿受到意外照射的机会,ICRP 建议在放射科候诊区醒目处张贴如下内容的告示:"如果您已经怀孕或可能怀孕,请您在进行 X 射线检查之前告诉医师或放射科技师"。

严格限制对育龄妇女进行 X 射线普查(如 X 射线透环、乳腺 X 射线检查)等。在实施普查前应严格论证普查的可行性并制订普查的质量保证计划和对普查用 X 射线设备质量控制措施的要求。

带节育器(简称带环)的妇女,在有出血、感染、腰疼等异常情况或怀疑节育器脱落时,应首先进行妇科、超声波检查。在上述检查不能确诊时,方可进行 X 射线检查并采用盆腔 X 射线平片检查。严格控制对带环妇女进行 X 射线透环检查的频率。禁止使用携带式小型 X 射线机应用于计划生育透环工作。

应严格掌握乳腺 X 射线检查的适应证,并使用专用软 X 射线装置进行乳腺 X 射线检查。对年轻妇女更应慎重使用乳腺 X 射线检查,对 40 岁以下妇女除有乳腺癌个人史、家族史或其他高危险因子适应证外,不宜作定期乳腺 X 射线普查。子宫输卵管造影检查要限制在月经净后 5～10 d 内进行,检查后 3 个月内应避免妊娠。

3) 孕妇

对孕妇的 X 射线检查应向受检者说明可能的危害,在受检者本人知情同意并本人或直系亲属签字后才可实施此类检查。应严格控制对孕妇进行腹部 X 射线检查,以减少胚胎、胎儿的受照危害。孕妇分娩前,不应进行常规的胸部 X 射线检查。

妇女妊娠早期,特别是在妊娠 8～15 周时,非急需不应实施腹部尤其是骨盆部位的 X 射线检查。原则上不对孕妇进行 X 射线骨盆测量检查,如确实需要也应限制在妊娠末 3 个月内进行,并在医嘱单上记录申请此项检查的特殊理由,经有资格的放射科专家认同后方可实施。

4) 无症状人群的 X 射线检查

群体 X 射线检查,应根据有关疾病的流行情况、预期检查效果和 X 射线检查远期效应的危险度等进行正当性判断,以确定该群体 X 射线检查是否值得进行及可进行的范围。

以医学监护为目的的群体 X 射线检查,应针对不同群体实际,恰当控制 X 射线检查人数、部位和频率;不应将胸透列为体检的必检项目。

不得将 X 射线检查列入对儿童及婴幼儿的健康体检项目。健康体检应用

X射线检查技术应当事先在体检方案或体检表中告知受检者该项检查的目的和风险。严格控制X射线检查频次和受照剂量,一般每年在健康体检中应用放射检查技术不超过1次。

健康体检应当优先使用普通X射线摄影、CR(计算机X射线摄影);有条件的地区,推荐使用DR(数字X射线摄影)取代普通X射线摄影和CR检查。健康体检不得使用直接荧光屏透视。

5.4 设备要求

1)X射线设备防护性能的通用要求

(1)除牙科摄影、乳腺摄影及介入用X射线设备之外的各种X射线设备,对于可在正常使用中采用的一切配置,投向受检者体表的X射线束的第一半值层应符合表5-1的规定。

表5-1 常规诊断用X射线设备的第一半值层

X射线管电压/kV		可允许的最小第一半值层/mmAl[②]
正常使用范围	所选择值[①]	
≥30	<50	—
	50	1.5
	60	1.8
	70	2.1
	80	2.3
	90	2.5
	100	2.7
	110	3.0
	120	3.2
	130	3.5
	140	3.8
	150	4.1
	>150	—

注:① 各选择值之间的半值层可利用线性插值法获得。
  ② 小于及大于表列选择值可线性外推求得相应半值层。

(2)除乳腺摄影用X射线设备外,X射线源组件中遮挡X射线束部件的等效滤过应符合如下规定:在正常使用中不可拆卸的滤过部件应不小于

0.5 mmAl;应用工具才能拆卸的滤片和固有滤过(不可拆卸的)的总滤过应不小于 1.5 mmAl。

(3) 除牙科摄影和乳腺摄影用的 X 射线设备外,投向患者 X 射线束中的物质所形成的等效总滤过应不小于 2.5 mmAl。标称 X 射线管电压不超过 70 kV 的牙科 X 射线设备,其总滤过应不小于 1.5 mmAl。标称 X 射线管电压不超过 50 kV 的乳腺摄影专用 X 射线设备,其总滤过应不小于 0.03 mmMo。

(4) X 射线管组件上应有清晰的焦点位置标示。X 射线管组件上应标明固有滤过,所有附加滤过片均应标明其材料和厚度。医用诊断 X 射线设备的所有可更换使用的部件均应给出清晰易辨的标记,并在随机文件中有相应说明。

2) 透视用 X 射线设备防护性能的专用要求

(1) 透视用 X 射线设备的焦皮距(在医学放射诊断中,焦皮距指有效焦点基准平面至与基准方向垂直并包含患者表面与辐射源最近的平面的距离。英文简称为 FSD)应不小于 30 cm。

(2) 透视曝光开关应为常断式开关,并配有透视限时装置。

(3) 同室操作的普通荧光屏透视机按 GBZ130—2013 要求在立位和卧位透视防护区测试平面上的空气比释动能率应分别不超过 50 μGy/h 和 150 μGy/h。

(4) 透视用 X 射线设备受检者入射体表空气比释动能率、荧光屏的灵敏度、透视的照射野尺寸及中心对准应符合 WS76—2011 的规定。

(5) 用于介入放射学、近台同室操作(非普通荧光屏透视)的 X 射线透视设备不受上列规定限制。

3) 摄影用 X 射线设备防护性能的专用要求

(1) 200 mA 及以上的摄影用 X 射线设备应有可安装附加滤过板的装置,并配备不同规格的附加滤过板。

(2) X 射线设备应有能调节有用线束照射野的限束装置,并应提供可标示照射野的灯光野指示装置。

(3) X 射线设备有用线束的半值层、灯光照射野中心与 X 射线照射野中心的偏离应符合 WS76—2011 的规定。

4) 介入放射学、近台同室操作(非普通荧光屏透视)用 X 射线设备防护性能的专用要求

(1) 透视曝光开关应为常断式开关,并配有透视限时装置。

(2) 在机房内应具备工作人员在不变换操作位置情况下能成功切换透视和摄影功能的控制键。

(3) X射线设备应配备能阻止使用焦皮距小于 20 cm 的装置。

(4) X射线设备的受检者入射体表空气比释动能率应符合 WS 76—2011 的规定。

(5) X射线设备在确保铅屏风和床侧铅挂帘等防护设施正常使用的情况下,按 GBZ 130—2013 附录 B 中 B.1.2 的要求,在透视防护区测试平面上的空气比释动能率应不大于 400 μGy/h。

5）移动式和携带式 X 射线设备防护性能的专用要求

(1) X射线设备应配备能阻止使用焦皮距小于 20 cm 的装置。

(2) 手术期间透视用、焦点至影像接收器距离固定且影像接收面积不超过 300 cm² 的 X射线设备,应有线束限制装置,并将影像接收器平面上的照射野减小到 125 cm² 以下。

连接曝光开关的电缆长度应不小于 3 m,或配置遥控曝光开关。

5.5　X射线设备机房防护要求

X射线设备机房(照射室)应充分考虑邻室(含楼上和楼下)及周围场所的人员防护与安全。

每台 X射线机(不含移动式和携带式床旁摄影机与车载 X 射线机)应设有单独的机房,机房应满足使用设备的空间要求。对新建、改建和扩建的 X射线机房,其最小有效使用面积、最小单边长度应不小于表 5-2 中的要求。

表 5-2　X射线设备机房(照射室)使用面积及单边长度

设 备 类 型	机房内最小有效使用面积/m²	机房内最小单边长度/m
CT机	30	4.5
双管头或多管头 X射线机①	30	4.5
单管头 X射线机②	20	3.5
透视专用机③、碎石定位机、口腔 CT 卧位扫描	15	3
乳腺机、全身骨密度仪	10	2.5
牙科全景机、局部骨密度仪、口腔 CT 坐位扫描/站位扫描	5	2
口内牙片机	3	1.5

注：① 双管头或多管头 X射线机的所有管球安装在同一间机房内。
　　② 单管头、双管头或多管头 X射线机的每个管球各安装在 1 个房间内。
　　③ 透视专用机指无诊断床、标称管电流小于 5 mA 的 X射线机。

X 射线设备机房屏蔽防护应满足如下要求。

(1) 不同类型 X 射线设备机房的屏蔽防护应不小于表 5 - 3 的要求。

表 5 - 3　不同类型 X 射线设备机房的屏蔽防护铅当量厚度要求

机 房 类 型	有用线束方向铅当量/mm	非有用线束方向铅当量/mm
标称 125 kV 以上的摄影机房	3	2
标称 125 kV 及以下的摄影机房、口腔 CT、牙科全景机房(有头颅摄影)	2	1
透视机房、全身骨密度仪机房、口内牙片机房、牙科全景机房(无头颅摄影)、乳腺机房	1	1
介入 X 射线设备机房	2	2
CT 机房		2(一般工作量①) 2.5(较大工作量①)

注：① 参见 GBZ/T 180—2006。

(2) 应合理设置机房的门、窗和管线口位置；机房的门和窗应有与其所在墙壁相同的防护厚度。设于多层建筑中的机房(不含顶层)顶棚、地板(不含下方无建筑物的情形)应满足相应照射方向的屏蔽厚度要求。

(3) 带有自屏蔽防护或距 X 射线设备表面 1 m 处辐射剂量水平不大于 2.5 μGy/h 时，可不使用带有屏蔽防护的机房。

在距机房屏蔽体外表面 0.3 m 处，机房的辐射屏蔽防护应满足下列要求。

(1) 具有透视功能的 X 射线机在透视条件下检测时周围剂量当量率控制目标值应不大于 2.5 μSv/h；测量时，X 射线机连续出束时间应大于仪器响应时间。

(2) CT 机、乳腺摄影、口内牙片摄影、牙科全景摄影、牙科全景头颅摄影和全身骨密度仪机房外的周围剂量当量率控制目标值应不大于 2.5 μSv/h；其余各种类型摄影机房外人员可能受到照射的年有效剂量约束值应不大于 0.25 mSv；测量时，测量仪器读出值应经仪器响应时间和剂量检定因子修正后得出实际剂量率。

此外，机房还应满足以下要求。

(1) 机房应设有观察窗或摄像监控装置，其设置的位置应便于观察到患者和受检者状态。

（2）机房内布局要合理,应避免有用线束直接照射门、窗和管线口位置;不得堆放与该设备诊断工作无关的杂物;机房应设置动力排风装置,并保持良好的通风。

（3）机房门外应有电离辐射警告标志、放射防护注意事项、醒目的工作状态指示灯,灯箱处应设警示语句;机房门应有闭门装置,且工作状态指示灯和与机房相通的门能有效联动。

（4）患者和受检者不应在机房内候诊;非特殊情况,检查过程中陪检者不应滞留在机房内。

（5）每台 X 射线设备根据工作内容,现场应配备不少于表 5-4 基本种类要求的工作人员、患者和受检者防护用品与辅助防护设施,其数量应满足开展工作需要,对陪检者应至少配备铅防护衣;防护用品和辅助防护设施的铅当量应不低于 0.25 mmPb;应为不同年龄儿童的不同检查,配备有保护相应组织和器官的防护用品。防护用品和辅助防护设施的铅当量应不低于 0.5 mmPb。

表 5-4 个人防护用品和辅助防护设施配置要求

放射检查类型	工作人员		患者和受检者	
	个人防护用品	辅助防护设施	个人防护用品	辅助防护设施
放射诊断学用 X 射线设备隔室透视、摄影	—	—	铅橡胶性腺防护围裙(方形)或方巾、铅橡胶颈套、铅橡胶帽子	可调节防护窗口的立位防护屏;固定特殊受检者体位的各种设备
口内牙片摄影	—	—	大领铅橡胶颈套	—
牙科全景体层摄影口腔 CT	—	—	铅橡胶帽子、大领铅橡胶颈套	—
放射诊断学用 X 射线设备同室透视、摄影	铅橡胶围裙 选配:铅橡胶帽子、铅橡胶颈套、铅橡胶手套、铅防护眼镜	铅防护屏风	铅橡胶性腺防护围裙(方形)或方巾、铅橡胶颈套、铅橡胶帽子	可调节防护窗口的立位防护屏;固定特殊受检者体位的各种设备
CT 体层扫描(隔室)	—	—	铅橡胶性腺防护围裙(方形)或方巾、铅橡胶颈套、铅橡胶帽子	—

续　表

放射检查类型	工作人员		患者和受检者	
	个人防护用品	辅助防护设施	个人防护用品	辅助防护设施
床旁摄影	铅橡胶围裙 选配：铅橡胶帽子、铅橡胶颈套	铅防护屏风	铅橡胶性腺防护围裙（方形）或方巾、铅橡胶颈套、铅橡胶帽子	—
骨科复位等设备旁操作	铅橡胶围裙 选配：铅橡胶帽子、铅橡胶颈套、铅橡胶手套	移动铅防护屏风	铅橡胶性腺防护围裙（方形）或方巾、铅橡胶颈套、铅橡胶帽子	—
介入放射学操作	铅橡胶围裙、铅橡胶颈套、铅橡胶帽子、铅防护眼镜 选配：铅橡胶手套	铅悬挂防护屏、铅防护吊帘、床侧防护帘、床侧防护屏 选配：移动铅防护屏风	铅橡胶性腺防护围裙（方形）或方巾、铅橡胶颈套、铅橡胶帽子、阴影屏蔽器具	—

注："—"表示不需要求。

（6）模拟定位设备机房防护设施应满足相应设备类型的防护要求。

（7）不同类型医用 X 射线机房的主、副防护墙屏蔽防护设计时应考虑的特点详见表 5-5。

表 5-5　不同 X 射线机房的屏蔽设计特点

机房名称	屏障的位置	考虑的辐射类型
X 射线摄影机房	X 射线管向下穿过床的地板 其他初级辐射入射到墙壁 胸部活动滤线栅的墙壁 天花板、地板、墙壁的次级辐射部分	初级辐射 次级辐射
摄影＋透视共用机房	X 射线管向下穿过床的地板 其他初级辐射入射到墙壁 胸部活动滤线栅的墙壁 天花板、地板、墙壁的次级辐射部分	初级辐射 次级辐射
专用立式胸部活动滤线栅摄影机房	胸部活动滤线栅的墙壁 所有其他屏障	初级辐射 次级辐射
心血管造影机房 外周血管造影或神经血管造影机房 乳房 X 射线摄影机房 CT 机房	所有屏障 所有屏障 所有屏障 所有屏障	次级辐射 次级辐射 次级辐射 次级辐射

5.6 防护安全操作要求

1) 医用 X 射线诊断防护安全操作一般要求

(1) 放射工作人员应熟练掌握业务技术,接受放射防护和有关法律知识培训,满足放射工作人员岗位要求。

(2) 根据不同检查类型和需要,选择使用合适的设备、照射条件、照射野以及相应的防护用品。

(3) 按 GB16348—2010 和 GBZ179—2006 中有关医疗照射指导水平的要求,合理选择各种操作参数。在满足医疗诊断的条件下,应确保在达到预期诊断目标时,患者和受检者所受到的照射剂量最低。

(4) 尽量不使用普通荧光屏透视,使用中应避免卧位透视;健康体检不得使用直接荧光屏透视。

(5) X 射线机曝光时,应关闭与机房相通的门。

(6) 所有放射工作人员应接受个人剂量监测,并符合 GBZ 128—2002 的规定。

(7) 对示教病例不应随意增加曝光时间和曝光次数。

(8) 不应用加大摄影曝光条件的方法,提高已过期胶片的显影效果。

2) 透视检查用 X 射线设备防护安全操作要求

(1) 尽量避免使用普通荧光屏透视检查,采用普通荧光屏透视的工作人员在透视前应做好充分的暗适应。

(2) 进行消化道造影检查时,要严格控制照射条件和避免重复照射,对工作人员、患者和受检者都应采取有效的防护措施。

3) 摄影检查用 X 射线设备防护安全操作要求

(1) 应根据使用的不同 X 射线管电压更换附加滤过板。

(2) 应严格按所需的投照部位调节照射野,使有用线束限制在临床实际需要的范围内并与成像器件匹配。

(3) 应合理选择胶片以及胶片与增感屏的组合,并重视暗室操作技术的质量保证。

(4) 应定期对 IP 板进行维护保养,并符合 GBZ187—2007 的规定。

(5) 工作人员应在有屏蔽等防护设施的室(区)等防护设施内进行曝光操作,并应通过观察窗等密切观察受检者状态。

4）牙科摄影用 X 射线设备防护安全操作要求

（1）口腔底片应固定于适当位置，否则应由受检者自行扶持。

（2）确需进行 X 射线检查且固定设备无法实施时才能使用移动设备；曝光时，工作人员躯干部位应避开主射线方向并距焦点 1.5 m 以上。

5）乳腺摄影 X 射线设备防护安全操作要求

（1）应做好患者和受检者甲状腺部位的防护。

（2）根据乳房类型和压迫厚度选择合适靶/滤过材料组合，宜使用摄影机的自动曝光控制功能，使受检者受照剂量达到尽可能低的水平，达到防护最优化要求。

6）移动式和携带式 X 射线设备防护安全操作要求

（1）在无法使用固定设备且确需进行 X 射线检查时才允许使用移动设备。

（2）使用移动式设备在病房内作 X 射线检查时，应对毗邻床位（2 m 范围内）患者采取防护措施，不将有用线束朝向其他患者。

（3）曝光时，工作人员应做好自身防护，合理选择站立位置，并保证曝光时能观察到患者和受检者的姿态。

（4）移动式和携带式 X 射线设备不应作为常规检查用设备。

7）介入放射学和近台同室操作（非普通荧光屏透视）用 X 射线设备防护安全操作要求

（1）介入放射学用 X 射线设备应具有可准确记录受检者受照剂量的装置，并尽可能将每次诊疗后受照剂量记录在病历中。

（2）借助 X 射线透视进行骨科整复、取异物等诊疗活动时，不应连续曝光，并应尽可能缩短累计曝光时间。

（3）除存在临床不可接受的情况外，图像采集时工作人员应尽量不在机房内停留。

5.7　CT 检查中的辐射防护

5.7.1　概述

X 射线计算机断（体）层摄影（简称 CT），是一项实现建立断层解剖图像的现代医学成像技术。与常规 X 射线检查相比，CT 检查可提供更为清晰的影像，并显示更多细节，对于三维物体，X 射线检查仅可得到二维影像，而 CT 可显示全部三维影像,可容易地诊断诸如脑瘤、心血管疾病、感染性疾病、创伤和肌肉、骨骼等方面的疾病。CT技术及其临床应用,已经显示出巨大活力,并已迅速地成为一种较主要的X射线检查类型。

CT检查与传统X射线诊断的辐射剂量分布形式存在差异。在传统X射线检查中,X射线束从一个平面(前、后或任意一侧)进入人体内,最高的剂量在入射体表。但在CT检查时,X射线球管围绕患者身体旋转,因此,围绕身体的所有入射点都会受到辐射剂量,从其他方向贯穿人体的辐射对总的辐射剂量也有贡献。这将导致受照部位总体上吸收更高的辐射剂量,如表5-6所示。

表5-6 CT检查的有效剂量平均值

CT检查	平均有效剂量/mSv	相当于一次胸部后前位X射线摄影的次数(每次约0.02 mSv)
头颅	2.0	100
颈部	3.0	150
定量骨密度测定	3.0	150
肺动脉造影	5.2	260
脊柱	6.0	300
胸部	8.0	400
冠状动脉造影	8.7	435
腹部	10.0	500
骨盆	10.0	500
CT仿真结肠镜	10.0	500
胸部(肺动脉栓)	15.0	750

5.7.2 CT机房防护要求

下面为CT机房的防护要求。

(1) 在机房内,CT装置宜斜向安放,以利于操作者观察受检者,机房出入门应处于散射辐射相对低的位置。

(2) CT机房屏蔽防护要求详见表5-3。

(3) CT机房应有足够的使用空间,面积应不小于30 m²,最小单边长度不小于4.5 m。

(4) CT机房的墙壁应有足够的防护厚度,机房外人员可能受到照射的年有效剂量小于0.25 mSv(相应的周有效剂量小于5 μSv),距机房外表面0.3 m

处空气比动能率应小于 $2.5\ \mu Gy/h$。

（5）CT 机房门外明显处，应设置电离辐射警告标志，并安装醒目的工作状态指示灯。

（6）CT 机房应保持良好的通风。

5.7.3　CT 操作中的防护要求

CT 操作中的防护要求如下。

（1）CT 工作人员应接受上岗前培训和在岗定期再培训并取得相应资格，熟练掌握专业技能和防护知识，在引入新设备、新技术、设备大修及改装后，应需更有针对性的培训。

（2）CT 工作人员应重视并采取相应措施保证受检者的放射防护与辐射安全。

（3）CT 工作人员应针对临床实际需要，正确选取并优化设备工作参数，在满足诊断需要的同时，尽可能减少受检者所受照射剂量。尤其应注意对儿童做 CT 检查时，应正确选取扫描参数，以减少受照剂量，使儿童的 CT 应用达到最优化。

（4）CT 工作人员应定期检查控制台上所显示出的患者剂量指示值，如发现异常，应找出原因并加以纠正。

（5）应慎重进行对孕妇和儿童的 CT 检查，对儿童受检者要采取固定措施。

（6）开展 CT 检查时，应做好非检查部位的防护。使用防护用品和辅助防护设施如铅橡胶、铅围裙（方形）或方巾、铅橡胶颈套、铅橡胶帽子，严格控制对诊断要求之外部位的扫描（定位平扫除外）。

（7）在 CT 检查过程中应对受检者与患者进行全程监控，防止发生意外情况。

（8）施行 CT 检查时，其他人员不得滞留在机房内。当受检者或患者须携扶时，应对携扶者采取必要的防护措施。

5.7.4　降低 CT 检查中患者受照剂量的方法

降低 CT 检查中患者受照剂量的方法有：

（1）合理选择造影剂进行 CT 扫描；

（2）合理选择层厚，一般薄层较厚层扫描剂量大；

（3）高质量（HQ）相比高速（HS）扫描，患者受照剂量可提高 30％～300％；

（4）使用相同 kV 和 mAs 参数，对身体不同部位扫描，患者受照剂量可有 20 倍的差别；

（5）成年和儿童、瘦人与胖人不应采用相同的 CT 扫描参数；

（6）管电压越高、线束越硬，患者接受剂量可降低；

（7）增加 X 射线滤过和增加 HVL，可降低患者剂量；

（8）应严格控制扫描长度，对全身进行 CT 扫描检查是不正当的；

（9）对螺旋 CT，必须考虑准直、床速和螺距三者关系，调整螺距大于 1，可明显降低患者剂量。

5.8 介入放射学中辐射防护

5.8.1 概述

介入放射学是在 X 射线透视或 CT 影像系统引导、定位、监控和记录下，经皮刺或通过人体固有孔道特制的导管或器械插入病变部位，对各种疾病进行侵入性诊断或微创治疗操作的一种技术。

X 射线透视引导介入（即 FGI）具有费用低廉、微创、很少需全身麻醉，术后疼痛较轻、恢复快，无需住院或住院时间短等众多优势，导致公众和医疗机构对介入放射学的需求激增。目前已开展 400 余种不同的放射介入操作，普及到县级医院，全国从事介入操作的人员已有 20 万人以上。其介入程序种类、应用范围、设备数量和诊疗频率都在迅速增长。

尽管 FGI 最早是由放射医师开展起来的（CT 引导的介入程序主要由放射科实施），但心脏病医师也在早期即涉足该领域，并且至今在世界范围内，绝大多数的心脏病介入诊疗仍由他们完成。FGI 也越来越多地受到其他专科医师（如泌尿外科、消化科、骨科、血管外科、创伤科、麻醉科、疼痛科、妇产科和儿科医师等）的关注，许多 FGI 程序也在放射科之外的临床科室推行，似乎越来越多未经辐射安全或者放射生物学方面适当培训的临床医师已经或即将成为"介入医师"。但这些"介入医师"中有很多人并不了解这些操作可能导致放射损伤，也不清楚减少其发生的简单措施。很多患者也未被告知辐射风险，当其接受复杂的介入程序，受照剂量可能导致放射损伤时，也未对其进行随诊。其中一些患者出现了放射性皮肤损伤，而儿童或较年轻患者将来罹患癌症的危险也有所增加。"介入医师"可能会因受到超过个人剂量限值的照射面临工作限制或者遭受放射损伤,其他相关工作人员也因此会受到较高剂量的照射,详见表 5-7。

表 5-7　诊断性介入程序的典型剂量

程　　　序	平均有效剂量/mSv	相当于后前位胸部 X 射线摄影的次数（每次约 0.02 mSv）
上肢血管造影	0.56	28
T 形管胆管造影	2.6	130
脑血管造影	3.0	150
冠状动脉造影	3.1	155
下肢血管造影	3.5	175
内镜逆行胰胆管造影(ERCP)	3.9	195
胸主动脉造影	4.1	205
肺动脉造影	5.0	250
动脉压(为测量肺动脉压实施的透视引导下插管术)	7.0	350
周围动脉造影	7.1	355
腹主动脉造影	12.0	600
肾血管造影	13.7	685
肠系膜血管造影	22.1	1 105

事实上,对于同一介入程序,由于患者因素、设备、操作技术、防护措施、审管和质量保证等诸多差异的存在,不同国家和地区、不同医院乃至同一医院的不同操作者之间所产生的患者剂量水平可能存在非常显著的差异。

5.8.2　介入放射学防护特点

介入放射学防护具有以下特点。

(1) 床边近距离操作,介入放射技术操作,医生与 X 射线球管之间的距离近,一般小于 80 cm,有时直接暴露于 X 射线下工作。而现在常规的 X 射线透视和拍片大多采用隔室操作,胃肠检查采用遥控操作的形式。因此,工作人员远离 X 射线主线束。

(2) 操作时间长,每次介入放射操作手术曝光时间较长,一般为 20～30 min,最短要 5 min,长者达几小时。而普通 X 射线检查大多在几秒钟至几分钟内完成。

(3) 受照剂量大,由于介入放射技术的应用比常规 X 射线诊断检查复杂,介入放射学工作者受照剂量较大。据报道在无防护的条件下,平均每个人躯干部位接受的年有效剂量为 49.1 mSv,当年工作量超过了 1 000 例时,可达 66.6 mSv。与常规 X 射线诊断检查比较,接受介入放射学诊疗的患者受照剂量比前者高几倍,甚至几十倍。患者入射皮肤处体表剂量可达 120~1 400 mGy,有效剂量为 1.9~43 mSv。

(4) 防护困难,介入操作用 X 射线机有 C 形臂 X 射线机和普通 X 射线机,分床上球管和床下球管两种形式。由于介入放射技术需要在无菌条件下操作,且对不同疾病的诊疗采取不同的形式,因此难以形成固定的防护。过去使用的个人防护用品因笨重而难以在介入工作中使用。

(5) 从业人员防护意识差,目前,放射科医技(师)每两年参加一次防护知识培训。而介入放射学工作者大多是临床科室的医生,很少有机会了解和学习防护技术,仅凭对工作负责的一股热情工作,对防护知识知之甚少。

5.8.3 机构、设备和人员要求

1) 机构

开展介入放射学工作的医疗机构,应对实践中的放射防护与安全工作全面负责,做好以下工作:介入放射学工作场所及其防护设施的选址、设计和建造;配备与开展介入诊疗工作相适应的仪器设备和防护用品;按照有关法规和规范的基本要求,配备与获准开展介入诊疗工作相适应的各种专业人员;为患者配备保护辐射敏感器官(例如,乳腺、性腺、眼晶状体、甲状腺等)的防护用品;加强有关人员的专业素质教育与辐射防护培训;建立辐射防护规章制度和明确的质量保证大纲,并认真实施。

2) 设备

介入设备生产商应提供人性化的防护装备、降低辐射剂量的可行方法和适当的辐射剂量显示设备。FGI 程序应使用介入专用放射学系统,其电气、机械安全技术要求及测试方法应符合国际电工委员会(IEC)标准或与之等效的国家标准的规定,应确保介入医师和有资质的医学助理师参与设备选型采购和设计规划过程。

FGI 设备应配备准直器、防散射滤线栅和附加滤过;附加滤过应能根据患者的体厚和机架的角度自动或手动设置。透视曝光开关应为常断式开关,并配有透视限时装置。应配备能阻止使用焦皮距小于 20 cm 的装置。患者入射体表空气比释动能率应不超过 100 mGy/min。在机房内应具备工作人员在不

变换操作位置情况下能成功切换透视和摄影功能的控制。

FGI 设备安装完毕以及在重大维修或更换主要部件后应按标准要求进行验收检测,检测合格后方可投入使用。设备正常运行后应每年至少进行 1 次状态检测。设备状态检测中发现某项指标不符合标准,但无法判断原因时,应采取进一步的验收检测方法进行测试。验收检测和状态检测合格的设备,在使用中应按标准进行定期的稳定性检测。稳定性检测结果与基线值的偏差大于控制标准,又无法判断原因时也应进行状态检测。验收检测和状态检测应委任取得资质的技术机构实施,稳定性检测则应由医疗机构自身实施检测。

3) 人员

必须强调,不得以临床经验或专业培训抵消或代替辐射防护培训。参与介入诊疗的所有专业技术人员,包括临床医师、放射医师和技师、医学物理师和护士等,均应纳入放射工作人员管理。上岗前应接受辐射防护和有关法规知识培训,考核合格后方可参加相应的工作,培训时间不少于 4 天。放射工作单位应定期组织本单位的放射工作人员接受放射防护和有关法规知识培训。上岗后应接受定期培训,环保部门规定培训时间间隔不超过 4 年,每次培训时间不少于 2 天。放射工作单位应将每次培训的情况及时记录在《放射工作人员证》中。除了基础和通用模块之外,应重点了解接受高剂量辐射可能导致严重病理反应的知识,内容至少应包括电离辐射生物效应、影响患者剂量的因素、减少患者剂量的措施、患者峰值皮肤剂量的估算方法以及介入诊疗中职业照射防护的实用方法。

5.8.4　介入放射学中患者防护

介入放射学中的患者防护要重点做好以下几个方面:

(1) 尽可能增加 X 射线管与患者之间的距离;

(2) 减少患者与影像接收器之间的距离;

(3) 缩短透视时间;

(4) 在能获得可接受影像质量的前提下,使用最低采集帧率的脉冲透视;

(5) 使用准直器,将 X 射线主射束限定在感兴趣区域内;

(6) 在投照条件设置上,用附加滤过除去低能射线,合理使用高管电压,调整滤线栅,改进影像电视系统,以控制最大入口剂量。

5.8.5　介入放射学中工作人员防护

介入放射学中的工作人员防护要重点做好以下几个方面:

（1）使用个人防护用品；

（2）充分利用时间-距离-屏蔽防护；

（3）充分利用屏蔽防护，使用天花板悬吊式铅屏，诊视床侧向屏蔽和床下铅帘；

（4）除非完全不可避免，应始终保持手部在主射线束以外；

（5）保持 X 射线管在诊疗床下方；

（6）佩戴个人剂量计；

（7）不断提升辐射防护知识；

（8）向辐射防护专家（如医学物理学）咨询您所关心的防护问题。

5.9 医用 X 射线诊断质量管理

5.9.1 医学影像质量管理

医学影像质量管理的目的是保证医学影像的质量，进而保证医学影像诊断的准确性。医学影像质量管理通过医学影像质量控制体系来实现，可以分为以下三个方面：医学影像设备质量的管理、医学影像技术质量管理以及医学影像诊断质量管理。医学影像质量管理包括质量控制（quality control，QC）和质量保证（quality assurance，QA），涵盖了对医学影像形成过程中的各个方面的控制和评价。医学影像质量管理正处于一个快速发展的时期，对于医学影像的评价方法的研究正在全面进行，我国的医学影像质量管理机构也在逐步建立和完善发展之中。

1）医学影像设备质量管理

医学影像设备质量管理主要是指对设备的运行状态的管理。目前在我国对医学影像设备的运行状态主要由三个部门来进行管理：卫生监督管理部门、环境保护监测部门和计量监督管理部门。他们通过定期对设备进行检测的方法对设备的运行状态实施监测。由于设备的运行状态直接对所获得的医学影像的质量起着决定性的作用，因此医学影像设备质量管理在医学影像质量管理中具有非常重要的作用。在管理设备质量方面，上述三个部门有各自的特点和着重点，但是在方法上有相当多的重复，并且这种管理方式对于医学影像科室来讲是一种被动管理。因此对于医学影像科室来讲，如何建立自己的医学影像设备管理体系，保证医学影像设备正常运行，已成为目前医学影像质量管理的一个重要课题。

2）医学影像技术质量管理

医学影像技术质量管理是指对获得医学影像的各种技术手段的管理。通过对医学影像本身的质量评价和监控,监督和改善技术人员的各项操作,达到获得高质量医学影像的目的。技术人员所完成的各项操作对医学影像质量有着直接的影响,如对于病人的准备工作、造影剂的使用、图像数据采集过程中的参数选择、影像的后处理和胶片的冲洗等,都对所获得的影像产生重要的影响。对于医学影像技术的规范化是医学影像质量管理的另一个重要课题,但是,由于医学影像的种类较多,并且医学影像的种类还处于增多的趋势中,各种类型的医学影像又分别具有不同的特点,因此医学影像技术的规范化过程将会很长,需要做的工作也会很多。

3）医学影像诊断质量管理

医学影像诊断质量管理是整个医学影像质量管理体系中的终端管理,医学影像设备管理和医学影像技术管理都是为医学影像诊断服务的。医学影像诊断质量管理的重要性体现在由技术人员通过医学影像设备获得的医学影像,最终通过影像诊断来发送给临床诊治医生和病人,诊断的准确性直接决定了病人疾病的诊断和治疗过程。医学影像诊断质量管理是通过各医院的医学诊断管理体制来实现的,我国目前尚未建立专门的医学影像诊断质量管理体制。

5.9.2　X 射线诊断装置的质量控制检测

1）出厂检测

出厂检测指由生产厂家所在地省级放射卫生防护部门或主管 X 射线机产品质量的检测部门协同厂技术检测部门,对 X 射线机进行性能参数的定量检测;X 射线管头组装体漏射线检测;输出量检测及各防护区测试平面的检测。在新产品投产前,凡隔 1 年以上再投产以及设计、工艺有重大改变的,连续生产的产品每 2 年均应全面检测 1 次。

2）验收检测

验收检测是 X 射线诊断设备安装完毕或重大维修后,为鉴定其影响影像质量的性能指标是否符合约定值而进行的检测。

对一台新购进的医用 X 射线诊断设备,有职业卫生技术服务资质的机构会同供应商派出的代表,按照该设备技术指标说明书和国家相应的技术标准,对该设备进行验收检测。

3）状态检测

状态检测是为评价设备状态而进行的检测。已有的正在运行中的医用 X 射线诊断设备，应当适时地对其功能状态和运行参数进行检测。我国规定 X 射线诊断装置应每年进行 1 次状态检测，其目的是为了及时发现设备的性能变异，重点控制照射剂量、保证影像质量，使设备始终保持在最佳状态下工作。

4）稳定性检测

稳定性检测是为确定 X 射线诊断设备或在给定条件下形成的影像相对于一个初始状态的变化是否仍符合控制标准而进行的检测。

第 6 章

临床核医学辐射防护

6.1 概述

6.1.1 核医学应用与发展

临床核医学诊断是与人体器官或组织的病理、生理状态紧密联系的一种诊断技术。从本质上讲,是将放射性核素标记到某疾病诊断需要的药物上,以放射性核素作为示踪剂而进行临床诊断检查。在医学上常有体内检查法与体外检查法两种类型。体内检查法主要是对肿瘤、炎症等疾病诊断,以及对心血管、内分泌、泌尿生殖等系统疾病检查与诊断;体外检查法是基于对体液样品中的放射性核素活度测量的稀释技术,以检测血浆量、红细胞质量与体液量等来实现疾病诊断目的。

临床核医学诊断疾病常用的放射性核素有以下来源:

(1) 由回旋加速器生产,例如^{67}Ga,^{201}T1,^{57}Co,^{23}I,^{11}C,^{15}O,^{13}N 和^{18}F 等;

(2) 由核反应堆中子辐照生产,例如^{51}Cr,^{75}Se,^{58}Co,^{125}I 和^{131}I 等;

(3) 由核裂变产物中提取,例如 ^{131}I,^{133}Xe 和^{90}Sr 等;

(4) 借助同位素发生器生产,例如^{99}Mo $-^{99m}$Tc 发生器生产^{99m}Tc ;^{113}Sn $-^{113m}$In 发生器生产^{113m}Tn 等。

除了常规的平面显像以外,现已研究出了类似 X 射线 CT 的发射型计算机断层扫描显像技术,从断层图像上可以了解患者体内器官结构和功能的信息。目前已经开发出了两种基本的显像方法,其中最普遍使用的是单光子发射型计算机断层扫描(SPECT)仪,它通常利用常规发射 γ 光子的放射性药物,而且经常与平面显像相结合。SPECT 显像需要一个环形探头阵列扫描系统,更多的则是装备可旋转探头的 γ 相机探测系统,探头可多到四个。第二种断层扫描技术是正电子发射型计算机断层扫描(PET)技术。PET 是基于可同时探测正电子湮没产生的 511 keV 的光子,常用的并有生物学意义的短半衰期放射性核素为^{15}O,^{13}C,^{18}F 和^{13}N。专用的扫描仪装有环形阵列探头。

鉴于 PET 需要用放射源作图像衰减校正,因此检查费时。此外,PET 在空间分辨率上低于 CT,而且解剖定位困难,故新一代的 PET 整合了 CT 成为 PET - CT,将 PET 和 CT 两种图像相融合,以获得快速的衰减校正和更全面的诊断信息。

6.1.2 核医学工作特点

核医学工作有如下特点:

(1) 放射性药物(制剂)常由于生产合成、接收、储存、分装、注射等操作方式不同而存在多空间位置(或场所)改变;

(2) 常使用相对短寿命的核素,放射性核素的活度和剂量随时间衰减;

(3) 已给药的人体成为活动"辐射源",在核医学科场内移动,在核医学科场所外公众环境中仍剩有一定活度的"人体源",人体代谢中带有放射性;

(4) 放射性药物(制剂)为非密封放射性物质,除外照射外还存在固、液、气态放射性"三废"污染及相应的内照射。

需要保护的对象包括:

(1) 核医学放射工作人员;

(2) 核医学工作场所及周围的公众与患者家属;

(3) 施予放射性药物(制剂)的受验者或患者;

(4) 核医学周围环境。

6.2 辐射危害因素分析

临床核医学所从事的放射性药物开瓶、分装、放射性核素发生器的装柱、淋洗、标记与药物合成等操作均属于非密封型放射性操作。工作中如不按放射卫生安全操作要求进行,可使工作人员不仅受到 β,γ 射线的外照射危害,还会因手、工作服、工作场所及设备表面的放射性沾染或空气被放射性气体污染,以致使放射性核素通过呼吸道、消化道或皮肤侵入体内产生内照射危害。

6.2.1　外照射危害

职业人员受到的外照射主要来源如下：

（1）在给患者用药前的药物准备或制配过程中会受到 β，γ 射线外照射；

（2）在给患者使用放射性药物过程中会受到 β 和 γ 射线外照射；

（3）患者服用药物后其本身就是外照射源。例如护士在接触装有活度为 3.7 MBq 的 ^{99m}Tc，^{113m}In，^{131}I，^{198}Au 的注射器表面时，其手指皮肤受到的外照射剂量率如表 6-1 所示。

表 6-1　接触装有核素的注射器表面的手指受照剂量率

核　素	受照剂量率/(mGy/min)
^{99m}Tc	0.01～0.05
^{133m}In	0.15
^{131}I	0.14～0.70
^{198}Au	0.08～0.20

在非密封源放射工作中涉及的外照射电离辐射类型主要为 γ 射线及高能 β 射线。γ 射线与 X 射线一样是一种高能电磁波，或者说是一种高能光子。γ 光子不带电荷，其静质量为零。与介质作用时，只有当 γ 光子直接与核外电子作用，才会把能量传递给介质。γ 射线的穿透本领比较强，在介质中的射程比带电粒子大得多，因此 γ 射线是非密封源放射工作中外照射的主要来源。γ 射线与介质作用时主要通过光电效应、康普顿效应及电子对生成效应将能量传递给机体，并产生辐射生物效应。

非密封源放射工作中涉及的另一种外照射电离辐射来源是高能 β 射线。部分发射高能 β 射线的核素的性质如表 6-2 所示。根据表 6-2 中所列数据可见，这些核素衰变时所发射的 β 射线在机体中的射程可达几个毫米甚至十个毫米以上，而人体皮肤表层的角质层仅 15～20 μm，其他表皮及真皮的厚度分别为 50～100 μm 和 1～2 mm。真皮主要由结缔组织和网状结构组成，含有丰富的神经、血管、淋巴管和附属器官等，真皮的上层有丰富的毛细血管。因此，如果没有任何防护措施直接接触这些放射性核素，这些核素所发射的高能 β 射线可以很轻易地穿透皮肤表层的角质层及活性表皮，伤及真皮中的神经、血管、淋巴管和附属器官等，并可能伤及皮下组织。

表 6-2 部分发射高能 β 射线的核素性质及其在组织中的最大射程

核 素	带电粒子	半衰期	粒子最大能量/MeV	组织中的最大射程/mm
^{90}Y	β	2.67 d	2.28	12
^{188}Re	β	17 h	2.11	10.8
^{32}P	β	14.3 d	1.71	8.7
^{89}Sr	β	50.5 d	1.49	8
^{186}Re	β	3.77 d	1.08	5
^{153}Sm	β	1.95 d	0.81	3
^{131}I	β	8.04 d	0.61	2.4

但是,低能 β 射线对机体的外照射一般可以忽略。例如 ^{14}C 发射的 β 射线最大能量为 0.155 MeV,在组织中的最大射程仅 0.32 mm(平均射程为最大射程的 1/3),在空气中的最大射程也仅 25 cm。

目前,随着临床核医学逐步走向 PET 时代,常用的正电子核素对机体的外照射影响同样必须引起重视。正电子核素不仅在发生湮没辐射时发射 0.511 MeV 的 γ 射线,其本身所发射的 β^+ 射线能量也是较高的,其对机体的外照射同样不容忽视。表 6-3 列出了部分正电子核素的主要参数。

表 6-3 部分正电子核素的主要参数

核 素	半 衰 期	β^+ 能量/MeV
^{18}F	110 min	0.635
^{11}C	20 min	0.96
^{13}N	10 min	1.19
^{15}O	122 s	1.72

高能 β 射线虽然对机体有相对较强的穿透本领,但只有当放射性物质达到一定活度水平时才会构成对机体的辐射损伤。一般认为,对于发射高能 β 射线且放射性活度高达 100 MBq 以上的放射性物质,操作时应注意佩戴防护手套,观察放射性物质时应佩戴玻璃眼镜或有其他合适的复合型屏蔽材料,否则高能 β 射线易造成对眼晶状体或皮肤的伤害。

6.2.2 内照射危害

临床核医学诊治中使用的放射性核素(或药物)属非密封源,其特性是极易于扩散,因而在操作中的蒸发、挥发、溢出或洒落等,都可以使工作场所表面、工作服、手套和人体皮肤等表面受到程度不同、面积不等的放射性污染。一旦放射性核素经呼吸道、消化道和完整的皮肤或伤口进入人体，即可造成内照射危害。

造成内照射危害的电离辐射类型主要是带电粒子，如 α 射线、β 射线、β^+ 射线、俄歇电子、内转换电子等。这些带电粒子在体内通过电离、激发将能量传递给机体，使机体产生辐射损伤。带电粒子在体内的能量传递过程可分为两类：直接作用和间接作用。直接作用是指带电粒子直接与机体的生物大分子作用，把能量传递给生物大分子，使其电离或激发，破坏生物大分子的活性、功能和结构，产生辐射生物效应。由于人体的绝大部分是水，间接作用是指带电粒子先把能量传递给体内的水分子，产生各种活性很大的自由基，这些自由基再与生物大分子作用，造成生物大分子的损伤，进而产生辐射生物效应。

一般来说，γ 射线对内照射的影响较小。有文献报道，放射性碘标记药物用于显像时，^{123}I 标记药物对患者的照射剂量仅是 ^{131}I 标记药物的 1%，其原因主要缘于 ^{131}I 在发射 γ 射线的同时还发射能量为 0.607 MeV 的 β 射线。由此可见，^{131}I 发射的 β 射线对机体内照射的影响远大于其发射的 γ 射线。这也足以说明为何造成内照射危害的电离辐射类型主要是带电粒子。^{131}I 与 ^{123}I 核素的射线能量比较如表 6-4 所示。

表 6-4　^{131}I 与 ^{123}I 射线能量比较

核　素	β 射线/MeV	γ 射线/MeV
^{131}I	$E_\beta = 0.607$	$E_\gamma = 0.364$
^{123}I	无	$E_\gamma = 0.159$

6.2.3　放射性(三废)对周围环境影响

在临床核医学工作中，有些操作可造成空气污染，人员吸入体内造成内照射。可造成空气污染的放射性核素主要有：气态的 ^{133}Xe$_2$，^{15}O$_2$，^{13}N$_2$，^{18}F$_2$；易升华挥发的 ^{131}I 与 ^{125}I；此外，^{67}Ga，^{201}Tl，^{99}Tc，^{18}F 等本身虽不挥发，但在标记合成过程中会随其他化合物散到空气中。液态放射性污染主要来自在放射性核素开瓶分装、给药注射等操作中不慎造成的泄漏、泼洒等；其次，病人的排泄物以及放射性药物的残留药液，以及对放射性污染物件的清洗过程等均可产生一定量的放射性废液。固态放射性废物主要来自临床诊治中报废或丢弃的试管、一次性注射器、棉球、手套、口罩或吸水纸等。

6.2.4 常用放射性核素特性

临床核医学在诊治中常用的放射性核素种类与特性,如表 6-5 所示。

表 6-5 常用放射性核素特性

核　素	半衰期	衰变类型	β能量/MeV	γ能量/MeV
^{3}H	12.28 a	β	0.018 6	—
^{14}C	5 730 a	β	0.155 5	—
^{32}P	14.26 d	β	1.71	
^{67}Ga	78.0 h	γ	—	0.185
^{99m}Tc	6.0 h	γ	—	0.141
^{125}I	60.2 d	γ	—	0.035
^{131}I	8.04 d	$β^-$,γ	0.060 5	0.364
^{153}Sm	1.96 d	$β^-$,γ	0.694	0.103
^{51}Cr	27.7 d	γ	—	0.32
^{198}Au	2.7 d	β,γ	0.961	0.411
^{18}F	110 min	β,γ	0.634	0.511

6.3 工作场所辐射防护

6.3.1 工作场所的分级

操作非密封源的活度水平不同,对工作场所和环境的污染程度也不同,操作活度水平越大,污染程度就越明显。根据非密封源的日等效最大操作活度水平不同将工作场所分为甲、乙、丙三级,如表 6-6 所示。

表 6-6 非密封源工作场所的分级

场所级别	日等效最大操作活度/Bq
甲　级	$>4×10^9$
乙　级	$2×10^7 \sim 4×10^9$
丙　级	豁免活度值以上至 $2×10^7$

非密封型放射性核素的日等效操作量等于该放射性核素的实际日操作量(Bq)与该核素毒性组别修正因子的积除以与操作方式有关的修正因子所得的商。

放射性核素的毒性组别修正因子以及与操作方式有关的修正因子分别如表6-7和表6-8所示。

表6-7　放射性核素毒性组别修正因子

核素毒性组别	毒性组别修正因子
极毒组核素	10
高毒组核素	1
中毒组核素	0.1
低毒组核素	0.01

表6-8　操作方式与放射源状态修正因子

操作方式	放射源状态			
	表面污染水平低的固体	液体溶液悬浮液	表面有污染的固体	气体、蒸气、粉末、压力高的液体、固体
源的贮存	1 000	10	10	1
很简单的操作	100	10	1	0.1
简单操作	10	1	0.1	0.01
特别危险的操作	1	0.1	0.01	0.001

假设某医院核医学科同位素室计划使用放射性核素的日最大操作量的毒性组别修正因子与操作方式修正因子如表6-9所示,现经审核该同位素室的日等效最大操作量为1.6×10^8 Bq,故属乙级非密封型放射性工作场所。

表6-9　某核医学实验室核素用量与参数

核素	毒性组别	毒性组别修正因子	操作因子	日最大操作量/Bq
^{99m}Tc	低毒组	0.01	1	2.78×10^9
^{131}I	中毒组	0.1	0.1	3.7×10^7
^{125}I	中毒组	0.1	0.1	7.4×10^5
^{67}Ga	中毒组	0.1	1	1.85×10^8
^{153}Sm	中毒组	0.1	1	7.4×10^8
合计(日等效最大操作量)				1.6×10^8

6.3.2　工作场所分区

核医学工作场所分为控制区和监督区。

1）控制区

控制区要求采取专门的防护手段和安全措施以便控制正常照射或防止污染扩散，并防止潜在照射发生。

核医学控制区通常包括：

（1）可能用于制备、分装放射性核素和药物的操作室；

（2）放射性药物给药室；

（3）放射性核素治疗病房；

（4）SPECT 扫描室、PET‐CT 扫描室等；

（5）放射性药物（制剂）储存区和放射性废物储存区。

2）监督区

监督区未被确定为控制区，通常不需要采取专门防护手段和安全措施，但要不断检查其职业照射条件。

核医学监督区通常包括：放射性药物（制剂）标记室、显像检查室、诊断病人用药后候诊区和专用厕所等。

6.3.3　工作场所布局

临床核医学诊断和治疗用工作场所（包括通道）应注意合理安排与布局，其布局应有利于实施工作程序，并应避免无关人员通过。

应设立工作人员和患者双通道，避免相互交叉，合理设置人流和物流的流向，尽量减少已给药患者对其他人员带来的照射影响。

诊断用给药室应与扫描（检查）室分开，诊断用候诊室应靠近给药室和扫描（检查）室，并应设有专用患者厕所。

注意与避免邻近其他辐射对核医学诊断成像装置的可能影响。

6.3.4　工作场所的辐射防护要求

工作场所的辐射防护有如下要求：

（1）临床核医学工作场所应按非密封源工作场所分级要求，采取相应辐射和防护措施；

（2）合成和操作放射性药物所用的通风柜在工作中应有足够风速（一般风速不小于 1 m/s），排气口应高于本建筑屋脊，并酌情设有活性炭过滤或其他专用过滤装置；

（3）凡乙级工作场所和开展放射性药物治疗的单位应设有放射性污水处

理池,以存放放射性污水直至符合排放要求时方可排放,废原液和高污染的废液应专门收集存放;

(4)工作场所应备有收集放射性废物的容器,容器上应有放射性标志,并给予适当屏蔽;

(5)核医学各工作室,应按所使用放射性核素的种类、活度水平等参数,进行适当的屏蔽防护,详见表 6 - 10。

表 6 - 10　核医学领域的放射性核素使用铅屏蔽所需的铅当量厚度

能　量	放射性核素	铅当量厚度/mm
<100 keV	^{201}Tl, ^{125}I, ^{133}Xe, ^{153}Gd	<0.7
<150 keV	^{57}Co, ^{99m}Tc	0.9
<250 keV	^{111}In	2.5
<300 keV	^{67}Ga	5.3
<400 keV	^{131}I	11
<700 keV	^{18}F, ^{99}Mo	20

6.3.5　放射性药物操作防护要求

放射性药物操作有如下要求。

(1)操作放射性药物应有专门场所,如给药不在专门场所进行时则需采取适当防护措施,放射性药物使用前应有恰当屏蔽。

(2)装有放射性药物的给药注射器应有适当屏蔽,难以屏蔽时应注意控制操作时间。

(3)操作放射性药物应在放有吸水纸的托盘进行,工作人员应佩戴个人防护用品。

(4)操作放射性碘化物等挥发性或放射性气体应在通风橱柜内进行,并按操作情况进行气体或气溶胶放射性浓度的常规检测以及必要的特殊检测,应注意对放射性碘在操作人员甲状腺内沉积的防护。

(5)放射性工作场所不得进食、饮水、吸烟,也不得进行无关工作及存放无关物品。

(6)工作人员操作后离开放射性工作室前应洗手和进行表面污染监测,如其污染水平超过 GB 18871—2002 的规定应采取相应去污措施。

(7)从控制区取出的任何物品都应进行表面污染水平检测,以杜绝超过 GB 18871—2002 规定的表面污染控制水平的物品被带出控制区。

（8）为体外放射免疫分析目的而使用含^{3}H和^{125}I等核素的放射免疫分析试剂盒,可在一般化学实验室进行。

（9）放射性物质的贮存容器或保险箱应有适当屏蔽,放射性物质的放置应合理有序,易于取放。

（10）放射性物质贮存室应定期进行放射防护监测,无关人员不得入内。

（11）贮存和运输放射性物质时均应使用专门容器,取放容器中的内容物时,不应污染容器,容器在运输时应有适当放射防护措施。

（12）贮存的放射性物质应及时登记建档,登记内容包括生产单位、到货日期、核素种类、活度水平和容器表面放射性污染监测结果。

6.3.6 核医学治疗的防护

下面为核医学治疗中的一些防护措施。

（1）使用治疗量发射 γ 射线放射性药物的区域应规划为控制区。用药后患者床边 1.5 m 处或单人病房应划为临时控制区。控制区入口处应有 GB 18871—2002 规定的电离辐射警告标志;除医务人员外,其他无关人员不得入内,患者也不应随便离开该区。

（2）配药室应靠近病房,尽量减少放射性药物和已给药治疗患者通过非放射性区域。

（3）根据使用放射性药物的种类、形态、特性和活度,确定临床核医学治疗病房的位置及其放射防护要求。病房应有防护栅栏,以控制已给药患者同其他人保持足够距离;必要时可采用附加屏蔽防护措施。

（4）接受放射性药物治疗的患者应使用专用便器或者设有专用卫生间和浴室。

（5）住院接受放射性药物治疗患者的被服和个人用品使用后应作去污处理,并经表面污染监测合格后方可作一般处理。

（6）使用过的放射性药物注射器、绷带和敷料,应作污染物件处理或作放射性废物处理。

（7）接受^{131}I治疗的患者,应在其体内的放射性活度降至低于 400 MBq 方可出院,以控制该患者家庭与公众成员可能受到的照射。

6.3.7 个人防护用具

在临床核医学诊断操作中,应使用的个人防护用品示例详见表 6 - 11。

表 6-11　使用个人防护用品示例

防护用品	应用
手套	(1) 拆开盛有放射性核素的包装 (2) 处理诊断用的注射剂 (3) 处理密闭的废物容器 (4) 处理 ^{131}I 胶囊 (5) 为计数准备低活度样品
手套、防护服	(1) ^{99}Mo 发生器中淋洗 (2) 准备放射性药剂 (3) 分配注射剂 (4) 看护出汗或失禁的病人 (5) 更换污染的床布 (6) 处理用于肺部通气测试的气溶胶或锝气体 (7) 为照相机质量控制型检查准备 ^{99m}Tc 的泛源和造影源
手套、防护服、一次性塑料围裙	清空便盆、瓶子、带囊导尿管
手套、防护服、眼罩	(1) 进行液体注射治疗或口服如 ^{89}Sr，^{90}Y，^{131}I 或 ^{131}I 碘化物 (2) 标记的血液细胞
双层手套、防护服、鞋套	清理溢出物

6.3.8　医用放射性废物管理

核医学涉及的医用放射性废物包括液体废物、固体废物、气载废物和实验动物尸体，这几种废物的管理要求各有侧重，下面分别介绍。

1）液体废物管理

（1）使用放射性核素量比较大，产生污水比较多的核医学单位，必须有废水专用处理装置或分隔污水池轮流存放废水，污水池必须恰当选址，池底和池壁应坚固、耐酸碱腐蚀和无渗透性，并应有防止泄漏措施。

（2）产生放射性核素废液而无废水池的单位，应将废液注入专门容器存放 10 个半衰期或送交环保相关机构存放处理。如废液含长半衰期核素，可先固化，然后作固体废物处理。

（3）下列低放废液经环保部门许可方可以直接排入流量大于 10 倍排放流量的普通下水道：每月排放总活度不超过年摄入量限值的 10 倍，每一次排放活度不超过 GB18871—2002 第 8.6.2 条规定的限值要求，且每次排放后用不少于 3 倍排放量的水进行冲洗。

(4) 放射性核素活度浓度大于或等于 37 Bq/L 的有机废闪烁液,应按放射性废物处理。

(5) 放射性浓度小于或等于"公众导出食入浓度"DIC(公众)的废液经环保部门核审后可作非放射性废液处理,可排入下水道系统。

(6) 使用放射性药物治疗病人的医疗单位,必须为住院治疗病人提供有防护标志的专用厕所,对病人排泄物实施统一收集和管理。规定病人住院治疗期间不得使用其他厕所。

(7) 住院病人专用厕所应具备使病人排泄物迅速全部冲洗入池的条件,而且随时保持便池周围清洁。

(8) 专用化粪池内排泄物贮存 10 个半衰期后须经环保部门审核许可后才能排入下水道系统。池内沉渣如难以排出,可进行酸化促进排入下水道系统。

(9) 无专用厕所和专用化粪池的单位,应根据不同核素排泄特点,为注射和服用放射性药物^{131}I 与 ^{32}P 的住院治疗病人提供具有辐射防护性能的尿液、粪便收集器和呕吐物收集器。最初几天的收集物存放 10 个半衰期,应经环保部门审核后作一般废物处理。

(10) 含^{131}I 病人排泄物时,必须同时加入 NaOH 或 10% KI 溶液后密闭存放待处理。

(11) 对含有放射性核素的实验动物排泄物,如本单位不具备专用化粪池,处理方法可参照本节第(2)条。含有长半衰期核素的排泄物,可固化后按固体放射性废物处理。

(12) 对同时含有病原体的病人排泄物应备有专门容器单独收集,经存放衰变、杀菌和消毒处理后,排入下水道系统。

2) 固体废物管理

(1) 供收集废物的污物桶应具有外防护层和电离辐射标志。

(2) 污物桶放置点应避开工作人员作业和经常走动的地方。

(3) 污物桶内应放置专用塑料袋直接收纳废物,装满后的废物袋及时转送贮存室。

(4) 贮存室建造结构应符合放射卫生防护要求,且具有自然通风条件或安装通风设备,出入处设电离辐射警告标志。

(5) 废物袋或废物包、废物桶及其他存放废物的容器必须在显著位置标有废物类型、核素种类、比活度范围和存放日期的说明。

（6）内装注射器及碎玻璃等物品的废物袋应附加外套。

（7）焚烧可燃固体废物必须在具备焚烧放射性废物条件的焚化炉内进行。

（8）同时污染有病原体的固体废物，必须先消毒、灭菌，然后按固体放射性废物处理。

（9）GBq 量级以下且失去使用价值的废弃密封放射源必须在具备足够外照射屏蔽能力的设施里存放和待处理。

（10）比活度小于或等于 2×10^4 Bq/kg 的医用废物经环保部门审核后可直接作非放射性废物处理。

（11）废物经过存放衰变，比活度降低到 7.4×10^4 Bq/kg 以下并经环保部门许可后即可作非放射性废物处理。

3）气载废物管理

（1）凡使用 ^{133}Xe 诊断检查病人的场所，应具备回收病人呼出气中 ^{133}Xe 的装置，不可直接排入大气。

（2）操作放射性碘化合物等具有挥发性的放射性物质时，应在备有活性炭过滤或其他专用过滤装置的通风柜内进行。

4）实验动物尸体管理

（1）含有放射性核素的动物尸体应防腐、干化、灰化。灰化后残渣按固体放射性废物处理。

（2）含有长半衰期核素的实验动物尸体，可先固化，然后按固体放射性废物处理。

（3）含有较高放射性的实验动物尸体一般不应进行防腐处理，而应及时进行焚化处理。焚化后残渣按固体放射性废物处理。

6.4　PET－CT 辐射防护

PET－CT 工作既使用非密封型放射性核素（能量为 0.511 MeV、γ 射线核素，^{18}F，^{11}O，^{15}O，^{13}N）及封闭型放射性核素（^{68}Ge 棒源，校正用），又使用 X 射线 CT 装置，一些 PET－CT 中心还配有生产放射性核素的回旋加速器。放射防护非常重要，需引起高度重视。

6.4.1 辐射危害

1）放射性药物

PET - CT 工作中均使用正电子发射核素(^{18}F，^{11}C，^{15}O，^{13}N），首先发射正电子然后湮灭发射出能量为 511 keV 的双光子。用这些放射性核素标记的放射性药物就形成一个放射源，在源周围形成一个辐射场。在放射性药物制备、分装、注射等操作中，工作人员就处在该辐射场中，会受到来自放射性药物的外照射。这种外照射剂量的大小与放射性药物的活度、辐射源距离、停留时间及屏蔽程度有关。

2）患者

注入了放射性药物的患者，其身体就形成了辐射源。此外，病人的分泌物、排泄物及呕吐物均具有放射性，会使环境造成放射性污染。因此PET - CT中心的病人必须与公共区域隔离，必须配有病人专用的候诊室、洗手间、厕所等场所。

3）空气污染

在放射性药物制备、使用过程中，有些操作可造成空气污染。工作人员吸入体内造成内照射。

可造成空气污染的放射性核素主要有：气态的^{133}Xe$_2$，^{15}O$_2$，^{13}N$_2$，^{18}F$_2$；易升华挥发的^{131}I，^{125}I；此外^{67}Ga，^{201}Tl，^{99m}Tc，^{18}F 等本身虽不挥发扩散，但在标记合成过程中会随其他化合物（如盐酸）扩散到空气中。

4）表面污染

在放射性药物的生产、分装、注射等过程中，因操作不当造成外洒、外溢从而使工作人员的手、工作服、工作台面等受到污染。污染的表面一方面成为外照射的辐射源，一方面通过皮肤渗透和污染的手进食使放射性物质进入体内形成内照射。

5）外环境的污染

操作和使用非密封型放射源，总会有一些放射性物质随废水或废气排入外环境，形成周围环境的局部污染，影响附近公众的健康。

6）X 射线

进行 CT 扫描时，X 射线装置成为一个很强的辐射源。

7）正电子放射性药物制备过程

正电子放射性药物的制备程序为：首先由回旋加速器生产放射性核素，

然后由放射化学合成为放射性药物,通过质量检验合格后用于 PET-CT 受检者。回旋加速器室、放射化学合成室及质检室成为很强的辐射源。回旋加速器的辐射除了生产的正电子核素外,还有在生产过程中产生的中子及其他粒子、中子活化产生的放射性核素及中子在慢化过程中产生的高能 γ 光子。

6.4.2 工作场所辐射防护要求

下面介绍工作场所辐射防护要求。

(1) 工作场所的选址和布局应便于放射性药物的运送、放射性废物的处理和放射性污染的清理、清洗,并应符合 GBZ 120—2006 的要求。

(2) 与其他临床核医学规划在一起的非独立的 PET-CT 工作场所,或者 PET-CT 工作场所靠近核医学科,应避免注射药物后的 PET-CT 受检者和检查后离开的患者对其他核医学成像设备的影响。

(3) 应通过工作场所的布局设计和屏蔽手段,使在附近保存胶片、低水平计数等活动免受放射性物质的影响。

(4) PET-CT 工作场所的选址和屏蔽应避免附近的其他辐射(如医用电子直线加速器等)对 PET-CT 成像的影响。

(5) PET-CT 工作场所一般应包括候诊区、PET-CT 扫描室、扫描控制室、服药/注射区、给药后患者休息室、患者厕所、高活室(放射性药物配药室)、废水衰变池、废物储存区以及办公室、报告室、会诊室等。

(6) 每位给药后的患者都应有单独的休息室,工作场所应根据工作量的大小配备足够的给药后患者休息室。

(7) PET-CT 工作场所的布局应有助于实施工作程序,并避免无关人员通过;应设立工作人员和患者双通道,患者通道和工作人员专用通道应避免相互交叉;合理设置人流和物流的流向,尽量减少已经注射药物的患者对其他人员带来的照射。

(8) PET-CT 工作场所应划分为控制区和监督区,控制区的入口应设置规范的电离辐射警告标志;监督区应有警告标志和控制人员流动的引导标识。

(9) PET-CT 工作场所机房的各屏蔽墙应有足够的屏蔽厚度,墙体可达界面外 30 cm 处,因透射产生的空气比释动能率不大于 2.5 μGy/h;设于多层建筑中的机房,应充分注意上下邻室的防护与安全,天棚、地板应有足够的屏蔽能力。

（10）工作场所应具备完备的安保措施，以保证放射性物质的安全，防止丢失、损坏、被盗；应设置火灾和人员意外侵入的报警装置。

（11）服药前受检者的候诊区不需要专门的辐射屏蔽；注射/服药室、服药后患者休息室和扫描室等则需要采取辐射屏蔽措施，并应设置感应式自来水洗手盆和地漏，墙和地板表面应光滑、无缝隙、不易吸水、易清理。

（12）PET-CT工作场所（核医学科）应有单独的通风系统，排风管道排风口应高于本建筑屋脊，避开窗户和工作场所入口，避免形成环流。

6.4.3 工作人员防护措施

1）内照射

内照射防护的基本原则是切断放射性物质进入体内的各种途径，尽可能减少放射性物质进入人体的一切机会。具体措施是：

（1）放射性物质经呼吸道吸入体内是造成内照射的主要途径。为防止放射性物质由呼吸道进入体内，首先应避免空气受放射性核素的污染，其次是加强通风，降低空气中放射性物质的浓度。在操作带挥发性的放射源时，必须在通风橱或工作箱内进行，并戴口罩。

（2）放射性物质经口进入体内是造成内照射的另一途径。为防止放射性物质由口进入体内，首先要防止食物、饮水受到放射性污染，其次是在非密封性工作场所不进食和吸烟，特别要注意放射性物质经手转移到口内。

（3）放射性物质经皮肤进入体内是造成内照射的第三条途径。放射性物质有可能经皮肤渗透或伤口进入体内。为防止放射性物质经皮肤进入体内，最主要的是穿戴防护器材，戴袖套，操作时戴手套，避免皮肤直接接触放射性物质。此外，应严格区分污染用具和清洁用具，防止交叉污染；严禁戴橡皮手套接触实验室中一切非污染的地面、台面、开关、把手；实验室的一切清洁工作都只允许用湿性清洗法，一旦发生污染，立即去污，做好废物处理；放射性实验室的污染用具不可转移至非放射性实验室中使用。

2）511 keV γ射线的外照射

放射性药物发射出的511 keV的γ射线的穿透力很强，对工作人员形成外照射。在药物制备、分装、注射，病人准备、摆位、问诊等过程中，工作人员不可避免地受到511 keV的γ射线的外照射。外照射防护的基本原则有三点，减少时间、增大距离和设置屏蔽。具体内容是：

（1）减少接触放射源的时间。

人体所受辐射的累积剂量与接触放射源的时间成正比。因此,在保证完成工作的前提下,应做好操作前的一切准备工作,尽可能缩短人员与放射源接触的时间。

（2）增大与放射源的距离。

离放射源越远,人体所受的照射也越少,射线强度随距离以负指数衰减。对 γ 射线点源,某一点的吸收剂量还与距源的距离的平方成反比。因此,在保证完成工作的前提下,应尽可能采用远距离操作器具,以延长距离。例如对 ^{18}F 放射源,如果在 1 m 处,造成辐射剂量率为 50 μSv/h,而在 2 m 处,仅有 12.5 μSv/h。

（3）设置、使用屏蔽设备。

3）对 X 射线的防护

对 CT 扫描过程中 X 射线的防护主要通过 PET - CT 机房的建筑设计实施。在 CT 扫描过程中严禁进入机房。机房的建筑、门窗、监视窗口必须符合对 X 射线屏蔽的要求。

6.5　核医学治疗中的辐射防护

6.5.1　^{131}I 治疗中的辐射防护

6.5.1.1　基本要求

（1）使用治疗量 ^{131}I 放射性药物的区域应划为控制区。用药后患者床边 1.5 m 处或单人病房应划为临时控制区。控制区入口处设有辐射危险标志,除医护人员外,其他无关人员不得入内,患者也不应该随便离开该区。

（2）配药室靠近病房,尽量减少药物和接受治疗的患者通过非活性区。

（3）根据使用放射性药物的形态、活度,确定病房的位置及其屏蔽防护要求。病房应有防护栅栏,与普通患者保持足够距离,或使用附加屏蔽。

（4）接受治疗的患者应使用专用便器或专用洗手间。

（5）治疗患者的被服和个人用品应经常去污染,经表面污染监测确认在控制水平以下时方可重复使用。

（6）使用过放射性药物的注射器、绷带和敷料,应作为放射性废物收集,待处理。

（7）接受 ^{131}I 治疗的患者,在出院时体内允许最大活度为 400 MBq。

（8）对近期接受核药物治疗的患者,对其做外科手术时应遵循下列原则:

① 尽可能推迟手术时间,直至患者体内放射性活度水平降低到可接受水平且不需进行放射防护时再做手术;

② 手术中外科医师及护理人员应佩戴个人剂量计;

③ 手术后的手术室应进行辐射监测和去污处理,对敷料、覆盖物等无法去污的物件作为放射性废物收集,待处理。

6.5.1.2　患者防护

（1）对患者是否应当采用放射性药物治疗,需要对疾病导致的生命危险与辐射诱发的危险之间加以全面权衡。对儿童患者应特别注意辐射危险的代价与利益的权衡,对育龄妇女进行放射性药物治疗时应考虑其是否怀孕。

（2）孕妇一般不宜施用放射性药物治疗,在特殊情况下,必须施用这种治疗时,应当考虑终止妊娠。

（3）决定用放射性药物治疗时,必须根据病例特点和临床需要逐例进行治疗剂量设计。

（4）可以通过预试验获取药物在体内的分布及代谢资料,以便更好地制订治疗计划。

（5）接受治疗的育龄妇女,以其体内留存的放射性药物不致使胚胎受到约 1 mGy 的吸收剂量照射作为可否怀孕的控制限。例如,用 ^{131}I 治疗甲状腺功能亢进的育龄妇女,一般需经过 6 个月后方可怀孕。授乳妇女接受放射性药物治疗后至少经过 6~8 个有效半衰期后才能授乳。

（6）权衡利弊,优选治疗方案。

6.5.1.3　患者家属和同室患者防护

1）对患者家属的防护

给予患者以治疗量的放射性药物后,患者可能成为辐射源,并且可能成为患者所处环境的放射性污染源。患者对其周围给出的吸收剂量,会使接近其身体的家属在几天内接受的吸收剂量达数十毫戈,这就超过了对公众成员规定的剂量限值。由于这个原因,住院患者在预期将会使家属成员受到的吸收剂量不致超过大约 5 mGy 之前,不能出院。应当劝告用 γ 辐射体放射性药物治疗的患者在其出院之后相当时间内不要抱儿童,或者同其家属成员密切接触。如果患者是一位授乳的母亲,则需要在一个适当的时期内停止哺乳。医生应当为接受放射性药物治疗的患者家属提供必要的防护知识,关心对家属的防护,但不应当剥夺患者在危急时刻受到家属照料的权利,儿童和孕妇则应当避免同患者密切接触。

2）对患者之间相互照射的防护

接受^{131}I放射性药物治疗的患者最好住在单独的房间内,这个房间不能让没有接受放射性药物治疗的患者进入,应当对这个房间加以适当的屏蔽。如果能办得到,洗手间和类似的设施也应当单独使用,而且要经常从病房内清除放射性废物。

但是,对最有代表性的放射性核素(例如^{131}I)药物治疗的剂量学特征所进行的调查表明,如果以相似的放射性活度治疗的患者他们彼此相距 1 m 远,外照射(患者对患者)的 γ 辐射剂量率对靶体积以外的辐射影响,不会超过患者本人身体内放射性核素给出的平均吸收剂量的 1%。从放射防护角度来说,这种情况可以认为是令人满意的。

6.5.1.4 ^{131}I 治疗患者的护理人员防护要求

(1) 病房里的护理工作人员必须在工作期间佩戴个人剂量计进行监测其所受的职业照射。

(2) 孕期的工作人员不要护理此类患者。

(3) 所有特殊护理要求根据核医学需要评估,并且在患者接受治疗前与护理人员进行商榷。

(4) 患者进餐所用的碟子、盘子等他人不可任意使用。

(5) 应该为患者开止吐的药。

(6) 应该迅速而有效地做好患者 2 m 内的护理工作以尽可能地减少照射时间。

(7) 在所有与患者接触的操作或者接触便盆、尿袋及尿瓶时,必须穿防护服、戴防护手套。

(8) 尿袋、便盆和尿瓶必须在治疗盥洗室的厕所里清理干净。使用便盆时先用导尿管,避免尿液溅出,产生不必要的危险。

(9) 当患者出院离开时,治疗室和盥洗室必须通过核医学的专门监测。当被告知病房已被清空时,应对房间进行一次彻底的清扫。

(10) 对治疗室进行维护时,要求有相应的防护;如果发现任何残留放射性污染或者其他潜在危险,必须立即向核医学部门报告。

6.5.2 ^{90}Y 治疗患者护理要求

^{90}Y 以胶体的形式注射入病变的关节处,残留在关节处很快衰变。针头准

确置入到关节间位置对避免组织坏死是很必要的。这个程序必须由经验丰富的临床医师来操作。情况复杂时,可能需要进行荧光透视导引。

^{90}Y 放射性物质不通过肾排泄。关节附近的辐射照射很低,其危险性可以忽略,患者不需要单独一个房间。但有以下几点需要特别注意:

(1) 患者必须卧床休息,治疗的关节用夹板固定 48 h。在此期间,关节不需要清洗。

(2) 提供 4 次,每次 1 h 的压力护理。

(3) 如果可能的话,应该鼓励患者在床上自己清洗,护理人员完成换洗衣物和污染的床单。

(4) 由于不存在放射性污染,可按正常程序清洗患者的碗具以及便盆等物品。

(5) 除非在必要的情况下,否则不要与治疗过的关节距离过近。

(6) 如果注射部位出现红肿或疼痛,要及时告诉风湿病医师。

(7) 在 ^{90}Y 注射 1 周内,如果患者死亡或者需要进行外科手术,必须通报核医学部门。

6.5.3　^{89}Sr 治疗患者护理要求

对于癌细胞扩散至骨头内的前列腺癌患者,有时用^{89}Sr 来减轻他们的疼痛。静脉注射以后,^{89}Sr 在骨头内局部转移,也通过尿液的形式排泄出去。对靠近患者的工作人员的辐射照射是很低的,不需要进行放射性监测。主要的危险来自尿液的污染。

(1) 不需要单独的房间,但是地板必须是没有吸收性的、光滑的、耐洗的片状乙烯材料。

(2) 应该告知患者,避免带有放射性的尿液污染皮肤、厕所和盥洗室。

(3) 当操作接触尿瓶、盘子等物品时,要穿防护服并佩戴防护手套。

(4) 如果^{89}Sr 注射后 1 周内出现失禁,需要导尿管时,要通知核医学部门。

(5) 污染了的亚麻制品在送去清洗之前,需要装进塑料袋中,并由核医学部门检测。

(6) 如果患者出现呕吐或失禁的情况,要按照核医学部门提供的书面程序进行操作。

(7) 如果患者需要进行外科手术或出现骨折以及住院患者死亡的情况

时,就要通报核医学部门。

6.6　放射性粒籽源植入治疗辐射防护

6.6.1　粒籽植入治疗特点

放射性粒籽植入治疗是指癌症手术中(微创)组织间三维立体走向的放射治疗方法。其特点是用手术切除不干净的肿瘤瘤体,肿瘤区域永久性植入^{125}I放射性粒籽进行持续治疗,或利用微创技术,如胸腔镜、腹腔镜、B超、CT等导入下对孤立性肿瘤进行治疗。

它是利用放射性粒籽(^{125}I)释放低能量光子产生的X射线与γ射线,使流体细胞的氧增比减少、氧细胞比例少的特点,使肿瘤细胞变性坏死,从而达到治疗肿瘤的目的。

根据粒籽植入时间可分为短暂性植入和永久性植入两种类型。短暂性植入是按治疗计划将放射性粒籽植入到肿瘤组织,经一定时间达到处方剂量后,再将粒籽取出。短暂性植入使用的放射性粒籽主要为初始剂量高的核素,如^{192}Ir等。永久性植入是指按治疗计划,将放射性粒籽植入后永久保留在肿瘤部位不再取出。永久性植入使用的放射性粒籽主要为初始剂量低的核素,如^{125}I等。

6.6.2　辐射源项分析

放射性粒籽组织间永久性植入治疗方法常用的是放射性^{125}I粒籽源,这种粒籽是由吸附着放射性^{125}I的一根银棒以及钛合金外壳组成,外形总长4.5 mm、圆柱形直径0.8 mm,每枚粒籽的活度一般为$2.96 \times 10^{7} \sim 3.7 \times 10^{7}$ Bq。^{125}I经电子俘获衰变伴随发射出能量为27.4 keV的特征X射线,能量为35.5 keV的γ射线,半衰期为59.6 d。其半价层为0.025 mmPb,组织透射深度为1.7 cm,初始剂量率一般为0.077 Gy/h,释放94%剂量的时间为240 d。另一种放射性粒籽^{103}Pd的半衰期为16.8 d,平均能量为21 keV,半价层为0.008~0.20 Gy/h,释放95%剂量的时间为8周。

6.6.3　粒籽植入工作条件要求

粒籽植入工作条件有以下要求。

(1) 工作人员具有医师、技术员等相应学历,具备放射治疗、粒籽源植入资质和放射防护知识。

(2) 配备治疗计划系统、粒籽源活度计等,配备 B 超、X 光机或 CT 机。

(3) 具备专人保管的粒籽源贮存铅罐、铅罐保险柜和专用贮存室。粒籽源运输包装表面辐射剂量水平不得大于 5 μSv/h。

(4) 建立粒籽源登记制度,包括生产单位、到货日期、核素种类、活度和贮存的容器,并应定期清点、记录,核对与原记载是否相符。

6.6.4 粒籽植入中的防护

1) 术前准备

(1) 遵守正当化、最优化的原则,制定合理的治疗计划,包括粒籽选择,植入方式、方法,粒籽数量、总活度、模拟剂量及其分布等各环节。

(2) 准备好所需治疗设备,如植入模板、放射粒籽源分装盘、植入枪、定位模板和植入针等。

(3) 采用适当的方法,对粒籽源检查并确保它的完整性和安全性。

(4) 辐射防护用品,应有 0.18~0.25 mmPb 且带围脖的橡胶衣、防护眼镜、佩戴用个人剂量计和长柄镊子、放射性废物桶等。

(5) 配备测量粒籽源活度的剂量仪和辐射防护监测仪表。

2) 术中防护

(1) 术者穿防护衣具和佩戴个人剂量计,植入针穿刺在无放射源情况下进行,避免操作者手受到照射。用长柄镊子取放粒籽仓(粒籽源装在六边形的金属管内,称粒籽仓),仓口朝上,准确而迅速放入粒籽仓座,然后用植入枪按计划准确植入粒籽。术中适当调整粒籽位置,纠正不均匀度,确保肿瘤得到精确致死剂量并保护靶区邻近的重要器官。

(2) 术中详细记录粒籽数目和总活度,做到所用粒籽数目和总活度账物相符。

(3) 对废弃的粒籽,应放进带盖小瓶内,标出核素名称、活度、日期,放入专用的污物桶内。污物桶应有外防护层和放射性标记,放置点应避开工作人员作业区和经常走动的地方。

(4) 治疗期间,房间内不做清扫,除食物盘外,房内任何物品不得带出房间。

(5) 医用放射性废弃物处理,遵照《医用放射性废物的卫生防护管理》(GBZ 133—2009)办理,不得乱扔乱放。

（6）每次工作后，认真检查工作面和地面是否有遗留的粒籽，防止粒籽泄漏污染环境。必要时用 γ 测量仪进行测量。

3）术后患者的防护

（1）粒籽源植入后尽快对靶区作正、侧位 X 射线摄片，确认粒籽数目，防止丢失和迁移。

（2）向患者说明治疗情况，术后定期检查；前列腺粒籽植入患者，应进行尿液过滤检查，以便发现有无粒籽丢失，如有粒籽排出须用镊子拣起放入带盖瓶中，立即送交医护人员，不可随意丢放，并要求 2 周内性生活时必须戴避孕套。

（3）粒籽植入组织若距体表较浅时，在对应体表覆盖 0.18～0.25 mmPb 橡胶保护层，可屏蔽 90%～99% 的辐射剂量，使医护人员在近距离从事医护工作时减少照射。

（4）患者回病房后最好住单人房间，如住多人房间时，患者床间距应在 1.5 m 以上。病房应划为临时控制区，并有电离辐射警告标志。

（5）植入粒籽源的患者应使用专用便器或专用浴室和厕所。

（6）粒籽治疗后 1～2 个月，孕妇、儿童不得与患者同住一个房间；家人应该与患者保持 1 m 以上的距离。

（7）患者死亡后，医师应从患者治疗部位取出粒籽源。

6.7　临床核医学质量管理

6.7.1　质量保证

临床核医学质量保证通用内容详见表 6-12。

表 6-12　临床核医学质量保证通用内容

组　成　部　分	影响质量的因素
一般要求	患者病史记录 适当的程序 禁忌证 咨询专家的经验与能力
组织机构及责任	质量保证组织机构 主要责任人（院长、科主任、医师、技师、护士、工程师等各自的责任）

组　成　部　分	影响质量的因素
日常管理	日常管理 部门工作量
员工的培训及经验	操作人员的培训及经验 核医学医师专业及服务知识培训 员工辐射防护的培训及经验
患者护理	患者鉴别 患者准备 提供给患者的指导和信息 等候时间
患者检查/治疗	放射性药物的可靠供应 放射性药物的质量 放射性药物的储存 放射性药物的准备 放射性药物的管理 设备的性能和维护 数据采集规程 检查/治疗的优化 临床剂量学 程序手册
设备性能鉴定	设备性能 处理方案
辐射防护	设施设计 非密封源的安全接收和储存 放射废物管理 安全设施 个人监测 健康监护 工作场所监测 应急程序 地方性法规

6.7.2　质量控制

临床核医学设备质量控制检测详见表 6-13。

表 6－13 核医学设备质量控制检验和核查

设　　备	验收和状态检验	稳定性检验
样本计数系统	计数(和/或)定时功能 能量校准 能量分辨 灵敏度 计数精度 能响线性 本底 活度响应线性 几何响应 预设分析仪设施	分析仪峰设置 本底
伽马相机,包括 SPECT 系统和计算机系统	脉冲振幅分析窗口设置 能响线性 能量分辨 固有均匀性 系统均匀性 固有线性 固有空间分辨率 系统空间分辨率 计数率特性 灵敏度 全身均匀性 全身分辨率 机头屏蔽泄漏 像素大小 计算机计时 旋转中心位置 断层均匀性 断层空间分辨率 总显像特性	脉冲振幅分析窗口设置 均匀性 灵敏度 本底 旋转中心位置 准直器设置
胶片处理器	本底雾水平 速度 灵敏度	本底雾水平
PET	校准核查 均匀性 空间分辨率 散射系数 灵敏度	校准核查 规范化 空白扫描 扫描截面积校准

设　　备	验收和状态检验	稳定性检验
PET	计数率丢失和随机计数 扫描截面积校准 符合计时的漂移 能源阈值漂移 探测器环的机械运动 可移动横膈定位 激光准直 衰减校正精度 死时间校正精度 散射校正精度 随机符合校正 精度	校准核查 规范化 空白扫描 扫描截面积校准

第7章
放射治疗中的辐射防护

7.1 概述

　　人类发展到 21 世纪,威胁人类的头号疾病是心脑血管疾病,其次就是恶性肿瘤。据报道全世界每年新的患癌症的病人约在 1 000 万以上,每年因肿瘤死亡的病人数约 350 万以上。我国据 2000 年资料统计,每年新患癌症病人数约 200 万以上,每年约有 140 万人死于癌症。

　　在现今社会,放射治疗是恶性肿瘤重要的局部治疗方法。大约 70% 的癌症患者在治疗过程中需要采用放射治疗,部分癌症可用放射治疗达到永远根治的效果。目前放射治疗技术主要是指利用射线从体外经由身体各种组织进入体内,在肿瘤靶区产生放射生物效应,杀死肿瘤。放射治疗方法常包括远距离体外射束治疗方法(如医用电子直线加速器、质子重离子加速器等)与近距离射束治疗方法(如立体定向外科治疗常用的伽马刀和后装 γ 源治疗装置等)。

　　近年来,放射治疗先进技术主要有下面几种类型。

　　1) 三维适形放射治疗(3DCRT)

　　3DCRT 是一种高精度的放射治疗,它利用 CT 图像重建三维的肿瘤结构,通过在不同方向设置一系列不同的照射野,并采用与病灶形状一致的适形挡铅,使得高剂量区的分布形状在三维方向(前后、左右、上下方向)上与靶区形状一致,同时使得病灶周围正常组织的受照剂量降低。也就是说,照射肿瘤光束的形状尽量适合肿瘤的形状,而不是过去矩形光野或简单的几何形状,大大减少了肿瘤周边正常组织的照射剂量,保护了正常组织。

　　2) 调强适形放射治疗(IMRT)

　　调强适形放射治疗(IMRT)与三维适形放射治疗(3DCRT)不同之处在于

采用逆向算法设计,使用的高能 X 线、电子束、质子束等放射源,其射野绕人体用连续或固定集束,在旋转照射方向上达到更精确边界。三维数字图像重建功能使三维图像中靶区等重要器官与图像吻合,这是 IMRT 除三维适形之外为更精确起见所插入的必要步骤,也就是在三维照射的基础上,不但考虑了肿瘤的形状,还有肿瘤的厚薄等立体因素,使得照射更为集中地落实在肿瘤上,达到肿瘤部位剂量更高、损伤更多,而正常组织剂量减少、损伤更少。

3）图像引导适形放射治疗(IGRT)

IGRT 是一种基于上面所提的放射治疗技术上的质量控制技术。当周边组织越照越少的同时放射的安全边界也减少了,一旦出现误差,很可能造成漏照。而引入图像引导放射治疗后,在照射时,会在治疗位量上进行验证,确保没有误差再进行治疗,使得精确的放疗剂量确确实实地落在了肿瘤区域,它是治疗精度的前提和保证。只有利用先进的影像设备在患者进行放疗前、放疗过程中对肿瘤及正常器官进行实时的监控,才能做到真正意义上的精确放疗。

4）断层放射治疗(TOMO)

TOMO 是集 IMRT(调强适形放射治疗)、IGRT(影像引导适形放射治疗)于一体,结合剂量引导与计算机断层影像导航调校,在 CT 引导下 360°聚焦断层照射肿瘤,对恶性肿瘤患者进行高效、精确、安全的治疗。

5）立体定向放射治疗

立体定向放射治疗是运用以上各种技术或特殊设备,给予小体积肿瘤更集中的剂量分布和更高效剂量的照射,以期达到更为有效的治疗效果,但也受限于肿瘤的大小,生长部位,类型和其他条件。

7.2 医用电子直线加速器辐射防护

7.2.1 加速器工作原理

电子直线加速器是利用微波电场加速,电子在其中做直线运动的加速器。按照微波电场的结构不同,可分为行波和驻波两类。驻波加速结构由圆柱形谐振腔系列组成,微波电场从加速管中任何一点输入,然后在两端往复反射,形成驻波。

在输入同样微波功率、同样能量和束流强度的情况下,驻波直线加速器可大大缩短加速管长度。

医用电子直线加速器由电子轮、加速管和束流控制三个主要部分组成。

由主控制台的触发器将调制器触发,产生系列脉冲,加到磁控管阴极及电子轮的阳极,因而磁控管发生振荡,产生微波功率,同时电子轮发射的电子也从轴向进入加速管,在加速管中微波与电子相互作用,使电子从微波电磁场中不断获得能量,最后由加速管终端输出至偏转盒,作为电子线输出,或者打靶作为X射线输出。靶的下面是均整器,其下面有平板电离室。平板电离室一方面将电子或X射线在其中的电离电流信号输送至剂量监测仪,以确定治疗剂量;另一方面将束流强度变化的信号输送至束流控制系统,通过前后驾驶线圈来控制电子的运动轨道和输出量。医用电子直线加速器工作原理如图 7-1所示。

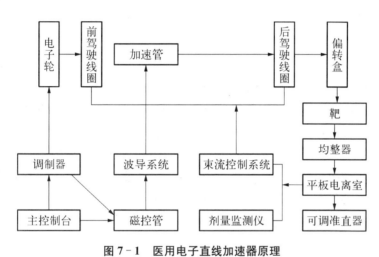

图 7-1　医用电子直线加速器原理

7.2.2　辐射源项

医用电子加速器可以根据治疗的要求,释放出不同能量的 X 射线和电子束,用以治疗不同部位的肿瘤疾患。

医用加速器在 X 射线束模式工作时,电子束被高原子序数物质阻滞,在各个方向上产生轫致辐射光子。随着入射电子能量的增加,光子发射趋向于非对称,而在向前方向强度增加。当入射电子的能量大于 10 MeV 时,由于所产生的轫致辐射的光核反应而发射中子,中子发射几乎是各向同性的。当加速器工作在电子束模式下,产生轫致辐射的靶物质被移除,电子束通过薄窗输出,照射野由限光筒确定。因此,在正常运行状态下的主要辐射源项是加速器运行时所产生的轫致辐射、电子束及其散射和泄漏辐射,如电子能量大于

10 MeV 时会产生中子及其放射性产物(感生放射性)。

1) 有用线束

有用线束包括 X 射线和电子线。治疗电子线直接由加速器真空管加速,并使其偏转聚焦,由限束装置导引出用于浅表治疗。治疗 X 射线是由加速的电子线与靶物质相互作用受到阻止,产生轫致辐射 X 射线经由限束装置射出用于深部治疗。加速器输出 X 射线和可变能量的电子线,无论输出哪种射线,最终都是屏蔽 X 射线,因为 X 射线能量更高、穿透力强,所以有用线束中一般只考虑对 X 射线的屏蔽。

2) 泄漏辐射

根据机器本身性能的要求,在距靶 100 cm 处,泄漏辐射限制为有用线束的 0.1%。

3) 散射辐射

当 X 射线投向束流挡束器、人体组织后,会产生散布于各个方向上的散射辐射。此外,泄漏辐射经加速器设备本身、四周墙壁、地面、天花板等产生多次散射,但散射主要来自挡束器和人体组织。散射线的能量和剂量率均比初级射线低得多,其剂量率决定于被照区域、初级射线能量和散射角度。一般地说,相对于初级射线方向的大角度散射光子,其能量大大低于泄漏辐射的能量,而它们的强度大小处于同一量级。所以在计算屏蔽厚度时通常可以忽略散射辐射,只有迷道外墙和屏蔽门除外。

4) 中子

在电子加速器中,防护所关注的是电子和 X 射线所产生的效应。在充分屏蔽的加速器上,防护问题很少由中子引起,但当光子能量大于中子产生的阈值时(一般为 10 MeV 以上),则因(γ,n)核反应产生中子。高能医疗加速器产生的中子能量为 1~2 MeV,中子按各向同性发出。

加速器机房四周墙壁和顶棚主要考虑对有用线束 X 射线、泄漏 X 射线和散射 X 射线以及中子的屏蔽。迷道和防护门,除考虑泄漏 X 射线和散射 X 射线外,还要考虑中子散射的屏蔽,以及由于迷道墙壁俘获中子而产生 X 射线的影响。

5) 感生放射性

高能医用电子加速器中,由于光子能量大于中子产生的阈值,所以会产生光致中子,而中子的存在会引起材料的感生放射性。当对加速器结构进行维修和改装时,感生放射性常常是工作人员受到辐射的主要来源。特别是当工作人员在瞬时辐射场受到良好屏蔽时,更是如此。材料的感生放射性水平取决于加速器粒子的种类、能量、束流强度及靶材料的性质和运行时间等多种因素,产生的剂量率随时间而变化,剂量率与照射时间紧密相关,照射时间越长,则剂量率越高。

7.2.3　辐射危害因素分析

1) 治疗用 X 射线产生的辐射危害

一般医用电子加速器的辐射危害主要考虑 X 射线,如机房按 X 射线进行屏蔽防护,则可不必考虑电子线的危害和防护。这些射线可用以治疗肿瘤的同时,也会对病人健康组织和周围人员的人体组织器官有较强的损伤作用,因此必须采取相应的放射防护措施,使人们所受的额外照射降到合理低的水平。

照射途径有加速器产生的有用 X 射线和入射到病人身上发生的散射,还有加速器本身的泄漏辐射和经加速器设备本身散射到四周墙壁、地面、天花板等后产生多次散射。这些有用射线、泄漏辐射和散射辐射穿过加速器室的屏蔽墙、防护门和屋顶对室外人员产生外照射危害。由于加速器有用线束能量较高,治疗时间较长,如屏蔽不当,会对机房周围环境和人员造成较大的电离辐射危害。

2) 中子的辐射危害

当加速器 X 射线标称能量大于 10 MeV 时,应考虑对中子的辐射防护。加速器机房迷道和防护门,除考虑泄漏 X 射线和散射 X 射线外,还要考虑中子散射的屏蔽,以及由于迷道墙壁俘获中子而产生 X 射线的辐射影响。如屏蔽不当,中子会穿过屏蔽墙、顶棚、门对周围人员造成辐射危害。

3) 感生放射性的辐射危害

中子的存在和活化作用会引起材料的感生放射性。感生放射性物质半衰期长短相差很大,但大部分很短,一般不会对机房屏蔽体外的人员产生危害。但当放射工作人员进入室内为病人摆放体位或对加速器结构进行维修和改装时,如停机时间不够,感生放射性常常是放射人员和维修人员受到辐射的主要来源,特别是当工作人员在瞬时辐射场受到良好屏蔽时,更是如此。

4) 非辐射危害因素

空气在辐射照射下,会发生辐照分解现象。其主要产物是臭氧和氮氧化物,加速器束流越强,产生量越高。氮氧化物的产生量约为臭氧的 1/3,且以臭氧的毒性最高。臭氧会损坏人体健康,能造成眼、鼻、喉刺痛,轻者引起咳嗽、头痛、胸闷、重者会导致肺气肿和肺炎。此外,臭氧还会对仪器设备产生腐蚀作用。

7.2.4 医用加速器治疗室辐射防护要求

医用加速器治疗室辐射防护有如下要求。

(1) 治疗室选址、场所布局和防护设计应符合 GB 18871—2002,保障放射工作场所和周围环境安全。

(2) 有用线束直接投照的防护墙(包括天棚)按初级辐射屏蔽要求设计,其余墙壁按次级辐射屏蔽要求设计,辐射屏蔽设计应符合 GBZ/T 201.2 的要求。

(3) 治疗室迷道门处,控制室和治疗室墙外 30 cm 处的周围剂量当量率应不大于 2.5 μSv/h。

(4) 穿越防护墙的导线、导管等不得影响其屏蔽防护效果。

(5) X 射线能量超过 10 MeV 的加速器,屏蔽设计应考虑中子辐射防护。

(6) 治疗室和控制室之间应安装监视和对讲设备。

(7) 治疗室应有足够的使用面积,新建治疗室不应小于 45 m^2。

(8) 治疗室入口处必须设置防护门和迷道,防护门应与加速器联锁。

(9) 相关位置(例如治疗室入口处上方等)应安装醒目的工作指示灯及辐射标志。

(10) 治疗室通风换气次数应达到每小时 4 次。

7.2.5 医用加速器安全操作要求

医用加速器安全操作有如下要求。

(1) 加速器使用单位应配备工作剂量仪、水箱等剂量测量设备,并应配备扫描剂量仪、模拟定位机等放射治疗质量保证设备。

(2) 使用单位应有合格的放射治疗医生、物理技师及操作技术人员;物理技师和操作技术人员应经过防护和加速器专业知识培训,并经过考核合格后方可上岗。

(3) 操作人员应遵守各项操作规程,认真检查安全联锁,禁止任意去除安全联锁,严禁在去除安全联锁的情况下开机。

(4) 治疗期间,应有两名操作人员值班,认真做好当班记录,严格执行交接班制度。

（5）治疗期间操作人员应密切注视控制台仪表及患者状况，发现异常及时处理，禁止操作人员擅自离开岗位。

（6）加速器出束时，除接受治疗的患者外，治疗室内不得有其他人员。

7.3　后装 γ 源近距离治疗装置辐射防护

7.3.1　工作原理

后装治疗机属近距离放射治疗装置，一般由密封放射源、源容器、输源钢丝及连接、施源器、源运动和实施治疗的控制系统和安全联锁装置等部件组成。所谓后装技术就是预先在病人需要治疗的部位正确放置施源器，然后采用自动或手动控制，将贮源器内的放射源输入施源器内，通过施源器将放射源直接置入患者的肿瘤部位实施照射治疗的技术。后装 γ 源近距离治疗就是采用后装技术，依照临床要求，使 γ 放射源在人腔体、管道或组织间驻留而达到预定的剂量及其分布的一种放射治疗手段。其基本特征是放射源贴近肿瘤组织，使其受到有效的杀伤剂量，而邻近的正常组织由于剂量随距离增加而迅速减少，受照剂量很小。目前，我国拥有的后装机绝大部分以 ^{192}Ir 作为治疗源。

7.3.2　辐射源项

对 ^{192}Ir 后装治疗机，微型单粒 ^{192}Ir 源的装源活度一般为 3.7×10^{11} Bq（10Ci），^{192}Ir 的半衰期为 74.02 d，发射出平均能量为 0.317 MeV 的 γ 射线。^{192}Ir 源的辐射源项为有用线束及其杂散辐射。

7.3.3　辐射危害因素分析

后装治疗机中使用的 ^{192}Ir 放射源是 γ 辐射体，能发射出能量为 0.317 MeV 的 γ 射线。如果防护不当，γ 射线将穿透贮源器或在治疗中穿过机房防护墙，使放射工作人员或周围公众受到照射，危害人体健康。如果操作失误、设备失灵、机器故障，发生"卡源"或"源脱落"现象，把患者暴露在很强的辐射源下，可能造成放射工作人员或患者受到不必要的超剂量照射。

7.3.4　后装放射治疗室防护要求

后装放射治疗室防护有如下要求。

（1）放射治疗室应经专业人员设计，治疗室应与准备室和控制室分开设置。治疗室使用面积不小于 20 m²。

（2）治疗室入口必须采用迷道设计，设置门机联锁，并在治疗室门上要有声、光报警，治疗室内应设置使放射源迅速返回贮源器的应急开关与放射源监测器。

（3）治疗室墙壁及防护门的屏蔽厚度应符合防护最优化的原则，确保工作人员及公众的受照剂量小于相应的年剂量限值。

（4）在控制室与治疗室之间应设观察窗（或监视器）与对讲机。

7.3.5　后装放射治疗安全操作

（1）必须制订并实施质量保证计划，确保剂量准确。既能使治疗病灶区获得合理的剂量及其分布，又能最大限度缩小正常组织的受照剂量与范围。

（2）治疗中技术人员必须密切注视控制系统的各项显示与病人状况，以便及时发现和排除异常情况。

（3）实施治疗时，必须详细记录治疗日期、治疗方式、治疗源类型、活度、数量、通道、照射时间、单次照射剂量及总剂量和放射源在施源器内的驻留位置及照射长度，并绘示意图存档。

（4）实施治疗时，除病人外，治疗室内不得停留任何人员。

7.4　γ刀辐射防护

7.4.1　结构原理

γ刀是γ射线立体定向治疗系统的简称，一般由辐射装置、头盔准直器、治疗床和液压系统、操作控制台和计算机三维治疗计划系统五大部分组成。多个 ^{60}Co γ射线源的排布呈半球壳式排列，每个源的射线束通过球壳形中间体上的对应准直孔向中心焦点聚焦，放射源的外围是半球形屏蔽体，向内通过带准直孔的中间体与头盔准直器一一对准。头盔准直器的前面是钢板夹铅板构成的屏蔽门。头盔准直器是用于对射线束进行二次准直的钨合金球壳，上面精确加工有与每个源相对应的准直孔。每个准直孔都配有尺寸精确的钨合金填子，用于按治疗计划给出的填塞图案完成相应的填塞，以达到保护重要器官和形成所要求的剂量分布的目的。滑移式治疗床的前部有支撑和固定头盔的框架，患者头部可伸入头盔并通过刻度尺准确地把靶心定位到射线束的聚焦中心，然后锁紧。液压系统可控制门的开闭和治疗床的进出，一旦断电，其储存的压力可自动开门、出床并关闭屏蔽门。操作控制台由电视监视器、通话操作系统、计时器和各控制开关组成。计算机三维治疗计划系统由显示器、计算机软硬件、扫描仪、绘图仪和打印机等组成,用于设计等剂量分布、给出理想的准直孔填塞防护图案、靶心坐标和准确的照射时间等,是实现精确和智能化设计的主要配置。

7.4.2　治疗室防护要求

治疗室防护有以下要求。

(1) γ 刀治疗室应设置在建筑物底层的一端,面积应不小于 30 m^2,层高不低于 3.5 m。

(2) 治疗室建筑应满足屏蔽防护要求,距治疗室墙体外 30 cm 处的周围剂量当量率应不大于 2.5 $\mu Sv/h$,必要时治疗室入口处对头部 γ 刀治疗室可不设迷道,但对体部 γ 刀治疗室应设迷道。

(3) 控制室操作台与防护门至少应有两种以上安全联锁装置。治疗室应安装能紧急终止照射的应急开关,入口处应设置显示治疗源工作状态的信号灯。

(4) 控制室与治疗室应设有观察患者的影像监控装置和能与患者交谈的对讲装置。

(5) 治疗室应配置固定式剂量监测报警装置。

(6) 治疗室内应有良好通风,机械通风换气次数一般为每小时 3~4 次,确保新风量。

7.4.3　安全操作要求

安全操作有如下要求。

(1) 治疗单位应对患者进行影像学、病理学及其他相关检查,诊断确属是 γ 刀治疗的适应证并对可能采用的各种治疗方式进行利弊分诉,对应用 γ 刀治疗进行照射的正当性作出判断,确保拟进行的医疗照射预期效益将超过该照射可能带来的潜在危害。

(2) 放射治疗医师应对患者病变部位精确定位并制订治疗计划。该计划应由医学放射物理人员核定照射剂量、照射时间,并经另一位放射治疗师核对确认,方可实施治疗。

(3) 放射治疗工作人员在进入治疗室前,应首先检查操作控制台的源位显示,确认放射线束或放射源处于关闭位时,佩戴个人剂量报警仪,方可进入。

(4) 主管治疗的医师应参加患者的摆位操作,确保摆位正确。

(5) 放射治疗工作人员应严格按照质量保证方案,放射治疗操作规程规定的程序和要求实施照射等治疗操作,不得擅自修改治疗计划。

(6) 整个治疗过程中,治疗现场至少应有两名放射治疗工作人员,工作人员必须密切注视操作台上各种显示,随时观察病人的情况,发现体位变化等紧急情况时,应立即停止照射,并记录已照射时间,按照应急预案规定的程序采取相应的措施。

(7) 放射治疗医师应验证治疗计划的执行情况,如发现偏离计划现象时,应及时采取补救措施并向主管部门报告。

7.5 放射治疗中的质量保证与质量控制

目前,随着影像医学和计算机技术的发展,放射治疗已经进入了一个新的令人振奋的时代即三维放射治疗时代。从物理和技术角度分析,这一治疗时代的显著特点是:CT 模拟技术和三维放射治疗计划系统的发展,以及三维适形调强照射技术正逐步成为放射治疗的常规方法。照射技术的这一发展,在一定程度上促进了治疗模式的转变。与常规治疗方法相比,人们逐渐朝以下方向进行探讨和实践:一是增加肿瘤的总剂量和分次剂量;二是保持或尽量减少正常组织,特别是敏感器官受到的总剂量和分次剂量;三是缩短总治疗时间和减少分次治疗次数。放射治疗的上述发展,从技术上讲,运用现代复杂的治疗设备,可以实现高剂量分布在三维空间精确而完善地包罗任意形状的靶体积,同时最大限度地减少周围正常组织的剂量,从而进一步提高肿瘤的局部控制率和改善患者的生存质量。这正是放射肿瘤学家们一个世纪以来所追求的目标。同时,随着放射治疗技术的迅速发展,人们也越来越重视放射治疗的质量保证和质量控制。因为唯有建立完整的质量保证体系,严格执行质量保证计划所确定的多项质量控制指标,以及明确质量标准,加强质量监督,才有可能使放射治疗质量达到高水平。

7.5.1 放射治疗质量保证

放射治疗是对肿瘤患者提供的一种医疗服务,是一个复杂的医疗过程。肿瘤患者在这一过程中要想获得安全有效的治疗,取决于各类技术人员的素质、专业水平及相互之间的配合和协调,也取决于相关资源,主要是放射治疗设备的合理配置、完好状态及正确操作和使用。同时,在这一过程中,为避免发生可能对患者产生伤害的随机或系统偏差、完善和规范各个环节的各种医疗活动和操作,必须制订一系列的质量规程和质量控制措施。图 7-2 给出的是 ISO9001 标准中放射治疗质量保证体系的模式。

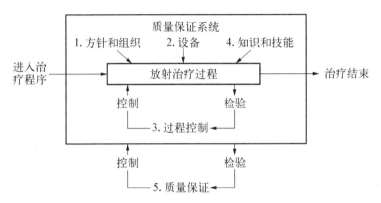

图 7-2　放射治疗质量保证体系的模式

图 7-2 中规划的放射治疗质量保证体系包括下列 5 个方面。

(1) 方针和组织:按照国家颁布的相关标准,制定放射治疗中心质量保证的方针,建立和完善质量保证体系,同时确认放疗中心各方面工作人员的组成、权限、职责及相互工作关系。

(2) 设备:放射治疗中心须制订设备的购置(包括各类材料)、验收、检验、维护、使用和操作的相关规程。

(3) 过程控制:放射治疗中心必须明确和规范肿瘤患者从进入放射治疗程序直至治疗结束为止,所涉及的所有医疗活动并参照国家和国际发展水平,制订对各类病种的治疗规程。

(4) 知识和技能:放射治疗中心应负责按系统方法,培养和提高所有工作人员的知识和技能。

(5) 质量控制:监督质量保证体系的有效性,使其不断完善并发展相关质量控制方法。

7.5.2　放射治疗质量控制

放射肿瘤学是一门涉及多学科的综合科学,而且放射治疗需要多学科专业人员的参与和配合,包括放射肿瘤学医师、医学物理师、放射治疗技师和机械、电子工程师。放射治疗中要使用复杂、精密的医疗设备,包括治疗设备和影像设备、辐射测量仪器、计算机系统、光学设备和患者体位固定装置。同时,放射治疗又是一个复杂的医疗过程,肿瘤患者接受放射治疗一般要经历不同的阶段,包括病人资料的获取、治疗计划的设计和验证、治疗计划的实施和检测以及治疗结果的评价。仅常规分次治疗,也要持续 6～7 周的时间。在这样一个复杂过程中,任何环节、不同专业人员操作中的以及资料获取和传输中的偏差,最终都可能会影响放射治疗最佳控制剂量的精度。以下是在放射治疗的不同阶段可能产生的影响剂量精度的偏差:① 患者解剖结构的确定和患者体位、外轮廓描绘、定义敏感器官、估计组织不均匀性产生的偏差;② 靶体积的定义、靶体积的形状和位置、器官和组织的生理活动(如呼吸)产生的偏差;③ 治疗计划设计、临床射线束数据、计算机软件和硬件等产生的偏差;④ 治疗实施中的机器校准、患者摆位、不规范的操作和设置产生的偏差;⑤ 患者数据资料登记、诊断、治疗处方及描述、过去治疗记录等出现的偏差。

上述偏差可能是随机的或系统的偏差,也可能是由于工作人员误操作中判断错误产生的,或因机械和电器故障所造成的。从另一侧面也说明,要获得最好的治疗效果,重要的前提之一是放射治疗中的质量保证与质量控制。

第 8 章
工业辐照装置辐射防护

8.1 概述

　　γ射线辐照装置在医疗用品消毒、食品保鲜、消灭昆虫或在聚合物合成与改性等诸方面得到了广泛应用。但是，γ射线辐照装置存在发生严重辐射事故的潜在危险。因为，辐照商品的过程中将产生很高的剂量率，如果此时有人意外地出现在高强度辐射区，在几分钟或几秒钟内将受到致死剂量的照射。这并非耸人听闻，事实上已经在意大利（1975年）、挪威（1982年）、以色列（1990年）和我国（1990年）发生过这类死亡事故。然而，完全可以杜绝这类事故的发生。方法是：正确设计、安装联锁装置，制订有效的安全防护计划和有效的管理制度，配备训练有素的操作人员，严格执行国家现行放射防护标准。

8.1.1 γ辐照装置用途

　　γ射线辐照装置的辐射照射可以对构成物质的原子或分子产生电离作用，破坏分子键，产生的离子可能自由地进行新的结合并形成另外的分子。所以辐射照射本身可以成为化学反应中的"催化剂"，被用于工业生产溴化乙基中。此外，某些物质经过辐射照射以后能使其性能发生改变，诱发产生新的对人类有益的特性。例如，经过辐射照射以后的聚乙烯大分子的交联效应，能使聚乙烯材料具有良好的延展性。工业辐照装置对人类日常生活中直接可见的益处是对食品的保鲜或保藏，以及对医疗用品的消毒等。辐射照射可以消灭侵染或寄生在食品产品和中药材中的细菌或昆虫以及其他对人体有害的生物。工业用的辐照装置仅在生产效率较高的条件下，精确而均匀地使受照物质受到所需要的辐照剂量才能达到预期的效应。

8.1.2 γ辐照装置类型

1）整装式干法贮源γ辐照装置

IAEA 称此类 γ 辐照装置为第Ⅰ类辐照装置,使用的源是^{137}Cs 密封型放射源,完全被封闭在一个用固体屏蔽材料制作的辐照容器内,源总是处于安全屏蔽状态,如图 8-1 所示。人身体的任何部位都不可能接近源,也不能进入正在对物质进行照射的空间。这类辐照装置称为自屏蔽辐照装置,适于做实验时用。

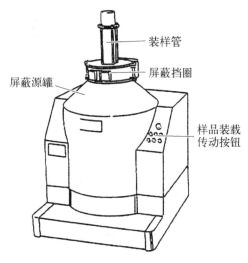

图 8-1　第Ⅰ类 γ 辐照装置

2）宽视野干法贮源γ辐照装置

IAEA 称此类 γ 辐照装置为第Ⅱ类辐照装置,如图 8-2 所示。密封型 γ 源被封闭在用固体材料制作的辐照容器内,当不使用辐照器时源处在完全屏蔽态。当使用辐照器时,源在一个空间内对物质进行辐射照射,此时借助入口处的安全控制系统使得人员不能进入辐照空间。

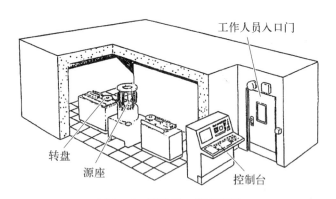

图 8-2　第Ⅱ类 γ 辐照装置

3）整装式湿法贮源γ辐照装置

IAEA 称此类 γ 辐照装置为第Ⅲ类辐照装置。密封型 γ 源贮藏在充水的井内,源处于水的屏蔽状态。按照正确的设计布置和正确的使用方式,如图 8-3

所示。这类 γ 辐照装置在实体上限制了人员接近源和进入正在对物质进行照射的空间。

4）宽视野湿法贮源 γ 辐照装置

IAEA 称此类 γ 辐照装置为第Ⅳ类辐照装置。密封型 γ 源被贮存在辐照室内的水井内。源不被使用时处于井水的屏蔽状态；源被使用时则通过控制系统被提吊离开水面一定距离辐照其周围空间的物质。借助辐照室入口通道的控制系统使得人员不能进入辐照空间，如图 8‑4 所示。国内常用的 γ 辐照装置的防护与安全，是针对这类辐照装置展开的。

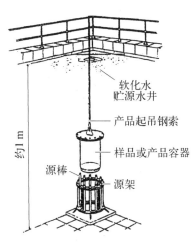

图 8‑3　第Ⅲ类 γ 辐照装置

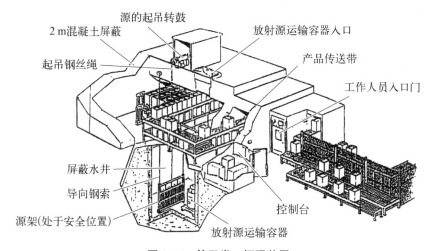

图 8‑4　第Ⅳ类 γ 辐照装置

8.1.3　辐照装置工艺设备配置与功能

8.1.3.1　辐照装置工艺设备组成

1）主工艺设备

主要包括货物输送系统、源架、钴源升降装置、控制系统、辐照监测设备及安全联锁设施。

2）辅助设备

常包括通风系统、水处理系统、水冷却系统、空压系统与剂量系统。

8.1.3.2 各工艺设备组成部分的功能

1) 输送系统

在货物输送轨道上配置一定数量辐照箱,经设定路线按预定程序由计算机及可编程序控制器(PLC)控制输送。辐照箱进入辐照室在源架两侧的工艺路线上通过气动,结合辊道方式过源,可在工位上按设定时间积放并自动换位、换层、换面,以保证吸收剂量均匀。

2) 钴源升降系统

采用气压驱动方式,通过动、定滑轮组由钢丝绳牵引板源架,沿导向装置做升降运行,根据需要按规定操作将板源架升至井上工作位置或降回井下安全存放位置。钴源升降装置具有断电自动降源安全功能。源架在井上工作位置及井下安全位置均设有直接指示信号。一旦发生源架运行受阻不能降至存放位置的故障,可以通过解脱钢丝绳的方法将源架溜放至井底。辐照室房顶留有进源通道,并设电动葫芦,使用电动葫芦移开屋顶屏蔽塞,吊入吊出源容器。

3) 自控系统

采用可编程控制器,在控制室对整个辐照装置进行集中控制。

4) 剂量监测系统

设有完善的产品吸收剂量检测设备,独立安装一套安全剂量监测设备(固定式监测仪表、便携式剂量仪和个人袖珍剂量仪)。

5) 水处理系统

为尽可能减小对放射源不锈钢包壳的电化腐蚀作用,贮源井要求使用去离子水,并保持其电导率的规定数值。为此,该辐照装置设置了水处理系统。该系统由去离子装置、井底沉渣过滤装置等组成。对井水进行去离子、除渣、过滤后循环使用,并可自动向贮源井补水。万一有钴源泄漏,发生放射性污染时,水处理系统可自动报警。

6) 水冷却系统

当钴源活度大于 3.7×10^{15} Bq(1×10^5 Ci)时,钴源散发的热量会使井水温度明显升高,为此设计了水冷却系统。

7) 通风系统

放射源工作时,辐照室内的空气因辐解而产生少量臭氧及氮氧化物等有害气体,故设置通风系统,将其随时排放至大气中。该系统由排风机、风道等组成。

8.2　工业用辐照装置的安全防护原则

为保证辐照装置运行期间安全可靠,应遵守下述安全防护原则。

8.2.1　纵深防护原则

纵深安全防护原则应当运用到所有的辐射防护实践中,并纳入一系列规章制度条款中。针对给定的安全目标,运用多种防护措施,使得即便其中一种防护措施失效,仍能达到安全目标。这些多种防护措施,称为纵深防护。

例如:① 对辐照室通道入口处提供多种控制措施;② 对辐照器提供多种控制系统;③ 在已有安全防护措施的基础上附加高度可靠的安全措施;④ 借助安全防护系统自动启动或人员手动对辐照器进行补充控制;⑤ 为控制事件发生和为控制事故发展提供备用设备和备用程序等。

备有纵深防护设施,能防止事故发生,减轻事故后果的严重程度。纵深防护的功能如下:

(1) 第一道安全防护设施是为了防止偏离正常运行工况而设,要求对这道安全防护设施精心设计,在选用材料或部件等方面要做到保证质量,认真验收和检验。

(2) 第二道安全防护设施是为探测和控制偏离正常运行工况所建立的。一个辐照装置在其服役寿命期内虽然从安全角度上受到高度重视,有效防止任何事件发生,可是总免不了会发生某些不可预料的事件。所以,在第二道安全防护设施中必须配置某些专用的检测设备和控制系统,并制订有效的安全运行操作程序。

(3) 第三道安全防护设施是为减轻事故后果的严重程度而设,应当提供相应的附加设备和程序。任何辐照装置必须在各道所有安全防护设施全部到位并确认能发挥功能时,才允许投入运行。

8.2.2　冗余防护原则

采用比完成某一给定安全防护功能所需物项最大数目还要多的物项进行防护,称为冗余防护,或称备份防护。冗余防护可以使对安全起重要作用的设施或系统的可靠性得以保证。

例如,给某具有特定防护功能的设备配置 4 个联锁装置,若其中的任何两个联锁装置起作用就能起到联锁的目的,则其余的两个联锁装置就是冗余。冗余防护原则容许系统中某物项的功能失效,但不会由此而致整个安全防护系统丧失其防护功能。就上面的例子来说,假如 4 个联锁装置中有一个联锁装置失效,还有 3 个联锁装置的功能完好,整体上的联锁功能就没有丧失。4 个联锁装置同时失效的发生概率非常小。

8.2.3　多样性防护原则

采用多样性防护能增进防护系统的可靠性。多样性防护原则应用于不同冗余系统中,是将不同类型的防护属性融合到一个系统中完成相同的防护功能。不同类别的防护属性可归因于不同运行原理、不同物理变量、不同运行工况和不同营运单位等。应当从分析可能发生潜在故障的部位和原因入手,认真研究在哪些地方可能应用多样性防护。采用多样性设备或部件时,在考虑到可能会增加操作和维修的复杂性等不利方面以后,必须保证安全系统的总体效能。

8.2.4　独立性防护原则

采用安全防护功能隔离或实体分离的方法来实现该防护设施在总体安全系统中的独立性。独立性防护原则能明显地提升安全系统总体上的可靠性。例如:① 冗余系统或冗余部件之间保持独立性;② 正常运行的安全系统与用于减轻事故后果的设备之间保持独立性,不能因事故导致用于减轻事故后果所设系统的功能发生故障或失去作用:③ 对安全防护起重要作用的物项与非安全重要性物项之间保持独立性。

8.2.5　安全分析原则

对源的设计、运行中涉及人员防护与源安全的各个方面进行的分析,称为安全分析。安全分析包括对源的设计和运行中建立的各种防护与安全措施或条件的分析,以及对正常运行工况和事故工况下伴有的各种危险的分析。

最好采用概率安全分析(PSA)法对安全系统的每一个部件依次进行研究。阐明每种事件起因和出现的概率,以及每种事件可能导致的事件序列和后果。例如,对工艺系统的部件及其功能和对安全系统可能产生影响等的分析。把每个起因事件所伴随的事故序列及其产生的影响用事故树图解的形式表示出来,一目了然。安全分析只论及事件出现概率和可能的事故后果。

许可证持有者在向审管部门陈述其负责的辐照装置的基本情况时,应主要陈述其辐照装置在设计上和相关的操作中是如何做到既能预防事故发生又能减轻事故后果所采取的措施,并尽可能地给出工作人员和公众成员在某偶然事件的应急行动中可能受到的预计剂量和可避免剂量。安全报告必须涉及的情况包括以下方面:① 辐照室通道入口处的失控情况;② 构筑物、安全防护系统和部件的误动作和故障情况;③ 辐照器移动系统的失控情况;④ 屏蔽、源密封性、贮水井的完整性丧失情况;⑤ 配电系统损坏,从局部故障到整个外电源系统的电源丧失情况;⑥ 暴风雨、洪水、地震、爆炸等外因产生的故障情况;⑦ 工作人员遵守安全操作规范方面的失误情况;⑧ 禁止一般外来人员进入辐照室的规定被破坏的情况;⑨ 违反行政管理规定导致不安全实践情况等。

8.3　工作场所辐射防护

8.3.1　工作场所布局与分区

辐照放射工作场所由辐照室、控制室、水处理间、待辐照产品操作区、叉车充电区、已辐照产品库、待辐照产品库以及设在辐照室顶上的进源间及源升降间、风机房、空压机房等组成。为加强放射工作场所的安全管理,根据 GB 18871—2002 和辐照各工作区域的功能、剂量特性等的差别,辐照单位应将放射工作场所划分为控制区和监督区。

控制区:辐照室迷道出、入口处以内为控制区。在辐照装置运行时,严禁人员入内,应设置明显的电离辐射警告标志和防止人员误入辐照室的控制措施。控制区边界地面上有红线标识,并标有"控制区"字样,另在迷道出、入口墙体上悬挂写有"控制区"字样的标识板。

监督区:大厅操作区域、控制室、风机房、设备间、进源间等场所为监督区。工作人员根据需要可按照运行规则在此停留,但需要经常对职业照射条件进行监督和评价,该区也应设置明显的电离辐射警告标志,并在已照堆放区和未照堆放区墙体上悬挂写有"监督区"字样的标识板。

8.3.2　辐照室安全防护

8.3.2.1　屏蔽防护设施

1) 辐照室屏蔽防护

辐照室的屏蔽应利用大面积具有一定厚度的钢筋混凝土现浇结构,并设有迷道区。加固^{60}Co γ辐照室地基,防止地面产生沉降和地震引起屏蔽墙开裂。

2)贮源水井设施

贮源水井设计规格举例:井深为7.6 m、水深为7.3 m,容积约为96 m^3,井壁为混凝土基底加不锈钢壳体覆面,混凝土厚度为0.9 m,不锈钢材料厚度为35 mm。源井的不锈钢覆面与井壁的焊接点和焊缝经探漏检验合格,使用去离子水。贮源井水采用离子交换树脂进行定期净化,循环使用,总贮水量约为96 m^3,年总循环水量约为1 152 m^3(不排放)。

8.3.2.2 安全措施

(1)在人员通道防护门、产品出入口处均贴有电离辐射警告标志。控制室、各出入口及辐照室通道、辐照室内均设置有放射工作状态指示灯,当源在贮存位时,绿灯亮;当在升降源过程中,红灯闪烁,当源在工作位时,红灯常亮。

(2)控制台与防护门联锁:只有防护门关闭后控制台才能升源。

(3)源与防护门联锁:源处于照射位置时,防护门不能打开。万一防护门被打开,源能自动降入贮源井内。

(4)剂量监测仪与防护门联锁:在辐照室适当位置安装固定式剂量监测仪,只有当监测结果在控制剂量水平以下时,防护门才能被打开。

(5)迷道内报警装置:可在迷道安设脚踏报警装置或光电管报警装置。放射源处于照射位置时,报警装置便处于工作状态,只要有人经过迷道,即可发出警报,并且源能自动降入贮源井内。

(6)携带式个人剂量报警器:当工作人员进入辐照室时,必须携带个人剂量报警器,当辐照室辐射水平超过报警剂量阈值时,即可自动报警。

(7)水位自动显示系统:当万一贮源井漏水致水位下降时,该系统能自动显示,并能报警。

(8)源位自动显示系统:在控制台设置源位显示装置,以便了解源的位置和提升情况。

(9)撤离声光信号:在防护门关闭之前,首先应发出撤离辐照室的声光信号,以便使辐照室内尚未撤离的人员迅速撤离。

(10)源退位装置:辐射源升到工作位置时,立即停止升降。为了防止退位开关失灵,退位开关一旦失灵,应具有自动切断电源功能。

(11)紧急降源按钮:应在辐照室人员可方便触得到的位置上安装数个紧急降源按钮,并设明显标志,万一有人被关在辐照室内,可按此按钮,使源迫降并同时发出警报。

（12）火灾自动报警系统：因放射源能使受照物产生一定的热量，且有些被照物是易燃品（如塑料等），因此需设火灾报警系统。

（13）通风系统：进入辐照室前首先通风，且在照射过程中保持空气新鲜。保证辐照室内臭氧和氮氧化物的浓度分别低于 $0.3~mg/m^3$ 和 $5~mg/m^3$。

（14）备用电源：一旦停电，许多安全保障措施会同时失去作用，如源不能降回，源位失去判断等，故备用电源是必要的。

（15）一般安全措施：一般性安全措施也不可缺少，以防工作人员遇意外伤害，或者万一失足落入井中。

8.4　放射源安装时的安全防护

8.4.1　安装前的准备

放射源安装前需做好下面准备。

（1）制订接收和安装放射源的组织计划，包括总指挥、运输吊装组、夹源操作组、安全保卫与剂量检测组、资料管理与记录组等，要做到统一指挥，各负其责。

（2）做出待装源的排列计划。

（3）检查辐照装置和有关安装放射源的工具，进行模拟源配置运行实验。

（4）消化供货方提供的技术资料，制订操作规程，并通过预试验熟练操作。

（5）检查各种控制仪器及电器机械设备、装源车、夹具、照明灯、电源、手动或电动葫芦、源管、花篮等的性能与完整情况。更换井水，或清除贮源井底层沉积污垢后，补充部分清洁水，以保证倒装放射源（倒源）过程中放射源及其他部件在水中清晰可见。

（6）向环保、卫生、公安部门报告有关计划与材料。

8.4.2　安装时的安全操作

安装时需进行如下安全操作。

（1）对源运输容器的吊装工具进行全面检查，包括吊梁、支架、卡具、吊环、吊钩、钢丝绳的完好性、牢固性和承载能力。

（2）保证贮源井上方的盖板有足够的强度和可靠地安放，防止倒装放射源的人员意外跌入井水中。

（3）将装放射源的铅罐从运源车上卸下，用仪器测量铅罐表面及不同距离的辐射剂量。

（4）向铅罐内注水或 0.5%EDTA 溶液进行浸泡试验，以确定源棒有无泄漏和污染。

（5）对倒装放射源的夹具采取栓系限制最高提升高度，防止过高提升造成井面高剂量率辐射水平。

（6）源容器在卸掉外壳准备吊入贮源井时，打开源容器的上排气孔塞和下排水管塞，并禁止在水井上方吊起源塞。

（7）将铅罐中源棒按设定要求放入固定位置。

8.4.3　剂量监测

（1）所有倒装放射源的有关人员均佩戴个人剂量计，关键的操作者佩戴个人剂量报警仪。

（2）在拆卸源运输容器外部包壳层的前后，分别进行泄漏辐射剂量率检测，在吊起源容器时，测量容器底部的辐射剂量率。

（3）在自贮源井中取出卸源后的空容器和倒源工具时，进行辐射剂量率检测，之后进行倒源工具的表面污染检测。

（4）在倒源过程中，用巡测仪监测贮源井表面处的辐射剂量率。

（5）在倒源前后，分别采集贮源水井的水样，并检测其放射性含量。经检测，倒源后的井水总 β 放射性水平和倒源前相比没有增加。

（6）放射源安装后，自主测量辐照室内的辐射剂量场分布和辐照室外的辐射剂量水平，并委托环保、卫生部门的检测机构对辐照室内外的辐射水平进行检测。

8.5　放射性"三废"管理

8.5.1　固体废物

在极少情况下，钴源包壳破裂或带有放射性沾污的源容器将其他固体物品（如辐照箱、倒源工具）污染，或贮源井水受到放射性污染导致水处理系统的离子交换树脂受污染，则这些受到放射性污染的固体废物应集中贮存，交环保部门认可的放射性废物处理单位集中处理。破损源和退役钴源按合同由生产厂家处理和回收。

8.5.2　液态废物

正常情况下,辐照中心只有少量实验室废水和生活废水,这些废水可直接向污水管网排放。只有在极罕见的钴源破裂或源容器有放射性污染情况下,才会造成贮源井水的放射性污染,受到污染的井水必须经监测达到国家规定的排放浓度后方可排放,或视情况采用离子交换、加絮凝剂等方法进行处理,不属豁免的放射性废水不得外排,并定期对贮源井水进行放射性监测。

8.5.3　气态废物

该项目根据工作原理不会产生放射性气态废物,主要非放射性废气为 ^{60}Co 源的 γ 射线辐射分解空气所产生的臭氧和氮氧化物。对臭氧和氮氧化物控制措施为:辐照室通风系统中设有两台离心式排风机,平时启动一台风机。室内臭氧通过排风管道从排气烟囱(高约 20 m)排入大气。辐照结束时,两台风机投入运转,换气次数可达到每小时 60 次,通过预评价理论计算,5 min 后即可使辐照室内的臭氧和氮氧化物浓度低于国家标准规定的浓度限值,此时人员就可进入辐照室内。

第9章
工业射线探伤辐射防护

9.1 工作原理与类型

目前,随着工业自动化水平的不断提高,X射线和放射性核素在工业生产过程中已得到了广泛应用。例如,在工业上经常需要利用X射线或γ射线来探查设备是否存在质量缺陷。随着X射线和放射性核素在工业生产中应用的增加,工业应用已成为放射事故的多发领域。因此,必须高度重视工业X射线、γ射线探伤辐射安全与防护,对从事工业X射线、γ射线探伤放射工作人员进行放射损伤和防护知识的教育、应急处理知识的培训以及应急演练,提高工作人员的安全文化素养,真正做到防患于未然。

9.1.1 工业射线探伤的基本原理

射线探伤是利用射线探测零件内部缺陷的无损探伤方法。利用X射线、γ射线和中子辐射易于穿透物体和穿透物体后的衰减程度不同,从而使胶片感光程度的不同来探测物体内部的缺陷,对缺陷的种类、大小、位置等进行判断。

在工业上,常常需要了解金属构件内部的缺陷,机械零件的裂缝,铸件的砂眼和气泡,检查焊缝有没有夹渣、气孔和裂缝,了解管道的磨损和腐蚀等情况。而工业射线探伤是利用了电离辐射能贯穿这类重要部件,同时又不损伤物件的特性,在穿透材料过程中,不同物质和不同的物体结构对射线衰减程度各不相同,从而使缺陷在照相软片或电视荧光屏上形成影像,以发现被探查物件上可能存在的各类缺陷,进一步提高产品质量。工业射线探伤技术已广泛应用于机械制造、石油及化工等行业,成为检查金属或非金属物体内部缺陷的主要方法之一。

9.1.2 工业射线探伤类型

9.1.2.1 射线探伤装置分类

1）直线电子加速器探伤装置

X 射线能量：2～9 MeV

X 射线剂量率：300～3 000 cGy·m²/min

2）X 射线探伤装置

管电压：≤600 kV

管电流：5～15 mA

3）γ 射线探伤装置

常用 γ 射线探伤放射源参数如表 9-1 所示。

表 9-1 γ 射线探伤放射源参数

放 射 源	半 衰 期	γ 射线能量/MeV	透照钢材厚度/mm
^{60}Co	5.26 a	1.25	50～160
^{137}Cs	30 a	0.662	50～100
^{192}Ir	74 d	0.2～1.4	10～70
^{75}Se	120 d	0.26	10～40
^{170}Tm	130 d	0.084	2.5～12

4）γ 射线 CT 探伤装置

常用 γ 放射源：^{60}Co，^{137}Cs，^{192}Tr 等

放射源活度：1.85×10^{8}～3.7×10^{12} Bq

此外，按 X 射线发射方向分类，可分为定向式 X 射线探伤装置和周向式 X 射线探伤装置；按射线探伤装置结构分类，可分为便携式探伤装置、移动式探伤装置和固定式探伤装置。

9.1.2.2 射线探伤作业场所分类

1）射线探伤室探伤

射线探伤室探伤是指在固定专用探伤室内对物体内部缺陷进行 X 射线或 γ 射线摄影检查的工作过程。

2）射线现场探伤

射线现场探伤是指在室外、生产车间或安装现场使用移动式 X 射线、γ 射线探伤装置对物体内部缺陷进行 X 射线或 γ 射线摄影检查的工作过程。

9.1.3　工业射线探伤的特点

工业射线探伤特点如下：

(1) 可直接观察零件内部缺陷的影像,对缺陷进行定性、定量和定位分析;

(2) 探测厚度范围大,从薄钢片到厚达 500 mm 以内的钢板,但薄钢片的表面缺陷(如表面发纹、疲劳裂纹等)较难探测;

(3) 设备复杂、昂贵,检验费用高;

(4) 射线有害人体健康,其设备应加防护措施;

(5) 射线探伤适用于所有材料,可检验金属、非金属材料内部质量,探测铸件、焊接件内部的缺陷,如检测船体焊缝的质量。

9.2　γ 射线探伤辐射源项

9.2.1　γ 射线探伤放射源要求

工业 γ 射线探伤常用的放射源应满足以下几个方面的要求:

(1) 能发生 γ 射线探伤所需要的光子能量;

(2) 在穿透能力满足要求的前提下,尽可能选择半衰期长的放射源;

(3) 衰变中和衰变后的产物不致引起周围物质发生感生放射性;

(4) 放射源容易储存、运输和安装;

(5) 为提高拍片的灵敏度,尽可能选择尺寸小的辐射源,且容易制造、成本低,射线探伤常用的放射源有 ^{60}Co, ^{137}Cs, ^{192}Ir, ^{75}Se 等。

9.2.2　常用 γ 放射源的特性

1) ^{60}Co 放射性核素

^{60}Co 为人工制造的放射性核素,是由稳定性同位素 ^{59}Co 被中子照射后形成的,其半衰期为 5.26 a。^{60}Co 进行 β 衰变,变成 ^{60}Ni 的第一激发状态,由第一激发状态转变到第二激发状态时,放出能量为 1.17 MeV 的 γ 射线,并转变为稳定状态。由于钴(Co)具有铁磁性,故可借助于电磁工具远距离操作。当钢材厚度大于 50 mm 时,常采用 ^{60}Co 探伤。

2) ^{137}Cs 放射性核素

^{137}Cs 是 ^{235}U 衰变的一种产物,半衰期为 30.17 a。^{137}Cs 衰变时,95% 放出

具有 0.514 MeV 能量的 β 射线而变成激发状态的 ^{137}Ba,受激状态的钡(Ba)转变为稳定状态时,放出能量为 0.66 MeV 的 γ 射线;余下的 5% 放出能量为 1.18 MeV 的 β 射线,转变为稳定状态的 ^{137}Ba。^{137}Cs 的液化温度约为 28℃,在气温较高地区使用时,需将铯源严格密封起来,防止泄漏。虽然 ^{137}Cs 半衰期较长,但因为这种放射源具有剧毒而且尺寸较大、拍片灵敏度低等缺点,已越来越少用了。

3)^{192}Ir 放射性核素

^{192}Ir 为人工放射性核素,它是最理想的 γ 射线探伤放射源,它是由 ^{191}Ir 俘获中子而得到的。半衰期为 74.02 d 的 ^{192}Ir 是不稳定的,其中 96% 的原子核经过 β 衰变过渡到 ^{192}Pt,另外 4% 的核俘获中子过渡到 ^{192}Os。从不稳定状态过渡到稳定状态时放出 γ 射线。当钢材厚度为 10~70 mm 时,采用 ^{192}Ir 探伤为宜。

4)^{75}Se 放射性核素

^{75}Se 是 γ 射线探伤常用的放射源,其半衰期为 120 d,γ 射线能量为 0.26 MeV(58%),0.12 MeV(27.4%),0.14 MeV(93%),0.28 MeV(42%)。当钢材厚度在 10~40 mm 时,利用 ^{75}Se 探伤较为恰当。

9.3　工业 γ 射线探伤辐射防护

9.3.1　γ 射线探伤作业操作程序

(1)领取源存放库的钥匙,对出库源进行登记并检查容器是否锁好。

(2)在场地内竖起屏障和警告标志,然后搜查该区域以确认其他工作人员已撤清。

(3)将准直器牢固放置就位,设备准备就绪,操作人员处于屏障后开始照射。

(4)照射时应快速转动摇把,同时计数转动的圈数,以确保源被推动的距离与导管的长度相同,并进入准直器。

(5)照射结束后,快速反转控制器转动摇把,同时记下转动的圈数,确保源完全返回容器内。

(6)每次照射后,用剂量率仪从准直器至容器检查导管,最后检查容器旁的剂量率,证实源返回容器,确保源处于安全屏蔽。

(7)照射时如有人进入"控制区"或现场出现紧急情况,要快速反转控制器收回源。

（8）假如由于某种原因源不能收回,要保持冷静并撤至屏障处,妥善处理事故。

（9）作业结束后,入库前将容器擦干净,并在记录本中登记"已安全放回"。

（10）另外,必须注意任何情况下都不允许手或身体其他部位接触放射源。

9.3.2 γ射线探伤装置的防护性能要求

下面为γ射线探伤装置的防护性能要求。

（1）新装入源容器内的任何新源的γ活度不应超过在该源容器上标明的额定装源活度值,源容器周围的空气比释动能率不超过表9-2中的数值。

表9-2 源容器周围空气比释动能率控制值(mGy/h)

探伤机类别	容器外表面	距容器外表面	
		50 mm	1 m
手提式	2	0.5	0.02
移动式	2	1	0.05
固定式	2	1	0.10

（2）γ射线探伤装置的源容器、使用贫化铀做源容器的屏蔽材料,以及其中的放射源均必须符合 GB/T 14058—1993 中的有关规定。

（3）γ射线探伤装置的安全锁、联锁装置、放射源的位置指示器、系统故障时的安全装置,防止违章操作装置等安全装置的性能也应符合 GB/T 14058—1993《γ射线探伤机》中第5.4条规定。

（4）源托(源托是指用于固定或承载放射源的装置)的安全性应符合 GB/T 14058—1993 中第5.5条要求。

（5）根据不同需要,放射源传输装置的长度应尽可能缩短,每次照相后,放射源必须能立即返回源容器并进入关闭状态。

（6）产品说明书应注明型号、规格和主要技术指标及设备保养、贮存、运输方法,还应包括:所用放射源的种类、特性、源容器外表面泄漏剂量水平、安全措施、自动关闭功能及常见事故的处理方法等内容。

9.3.3 放射源的安全防护要求

（1）密封源选用的级别按 GB 4075—2009《密封放射源 一般要求和分级》要求选定。

（2）放射源的更换应得到当地环保部门批准并在防护专业人员的监督下进行，在完全屏蔽的装置里，采用远距离的抓取机和支撑装置进行。密封源从运输容器中转装入源容器或从源容器转装入运输容器必须采用便于更换操作的辅助设备和具有足够屏蔽性能的装置。操作人员在一次更换过程中所接受的当量剂量不应超过 0.5 mSv。

（3）源托的更换应由使用单位主管部门及当地环保部门批准。如果装载和卸载带有放射源和源托的源容器是通过推进器进行的，就必须利用带足够屏蔽的适当的换装容器。

（4）废弃的放射源按国家有关规定处理或处置，并有详细的记录归档保存。

（5）放射源的运输按 GB 11806—2004《放射性物质安全运输规程》中有关规定执行。

（6）含源的源容器或放射源应在专用贮源设备（贮源室、贮源柜、贮源箱等）内贮存。

（7）在当地环保主管部门指导下，使用单位应制订出合适的应急计划并作好相应的应急准备，计划内容包括：工作程序、组织机构、人员培训、应急计划演习、应急设施等。

（8）操作现场必须配备适当的应急防护设备，如：足够屏蔽厚度的防护掩体、隧道式屏蔽块、柄长不短于 1.5 m 的夹钳。

9.3.4 工作场所的辐射防护要求

1）固定式探伤的辐射防护要求

（1）γ 射线探伤室的建筑（包括辐射防护墙、门、窗、辐射防护迷道）应充分考虑直射、散射和屏蔽物材料和结构等各种因素，并按国家标准 GBZ 132—2008《工业 γ 射线探伤放射防护标准》附录 A 的要求确定防护厚度。

（2）探伤室防护墙外 30 cm 处剂量率应小于 2.5 μGy/h。

（3）探伤室防护门入口处必须有固定的电离辐射警示标志，照射期间有醒目的"禁止入内"的警示标识；探伤室入口处及被探物件出入口处必须设置声光报警装置,该装置在 γ 射线探伤机工作时应自动接通,并能在有人通过时自动将放射源收回源容器;辐射防护门的防护性能应与同侧墙相同,其门外30 cm 处的剂量率应小于 2.5 μGy/h,并安装门-机联锁装置和工作指示灯;探伤室内适当位置安装固定式剂量仪。

(4)在防护墙内外合适位置上设置紧急停止按钮并给出清晰标记和说明。

2)移动式探伤的辐射防护要求

(1)进行探伤作业前,必须先将工作场所划分为控制区和监督区。

(2)控制区边界外空气比释动能率应低于 15 μGy/h。在其边界必须悬挂清晰可见的"禁止进入放射工作场所"警示标识,未经许可人员不得进入该范围,可采用暂时屏蔽或绳索、链条和类似的方法制作警戒线或安排监督人员实施人工管理。

(3)监督区位于控制区外,允许有关人员在此区活动,培训人员或探访者也可进入该区域。其边界剂量应不大于 2.5 μGy/h,边界处应有"当心电离辐射"警示标识,公众不得进入该区域。

(4)进行探伤作业时,必须考虑 γ 射线探伤机和被检物体的距离、照射方向、时间和屏蔽条件,以保证作业人员的受照剂量低于年剂量限值,并应达到可以合理做到的尽可能低的水平。

9.3.5　使用 γ 射线探伤装置单位的要求

使用 γ 射线探伤装置单位有如下要求。

(1)至少有 1 名以上专职人员负责辐射安全管理工作。

(2)从事移动探伤作业的,应拥有 5 台以上探伤装置。

(3)每台探伤装置须配备 2 名以上操作人员,操作人员应参加辐射安全与防护培训,并考核合格。

(4)必须取得省、直辖市、自治区环境保护主管部门颁发的辐射安全许可证。

(5)探伤装置的安全使用期限为 10 年,禁止使用超过 10 年的探伤装置。

(6)明确 2 名以上工作人员专职负责放射源库的保管工作。放射源库设置红外和监视器等保安设施,源库门应为双人双锁。探伤装置用毕不能及时返回本单位放射源库保管的,应利用保险柜现场保存,但须派专人 24 小时现场值班。保险柜表面明显位置应粘贴电离辐射警告标志。

(7) 制订探伤装置的领取、归还和登记制度,放射源台账和定期清点,做到账物相符,并建立计算机管理档案。

(8) 每个月对探伤装置的配件进行检查、维护,每 3 个月对探伤装置的性能进行全面检查、维护,发现问题应及时维修,并做好记录。严禁使用铭牌模糊不清或安全锁、联锁装置、输源管、控制缆、源的位置指示器等存在故障的探伤装置。

(9) 探伤作业时,至少有 2 名操作人员同时在场,每名操作人员应配备一台个人剂量报警仪和个人剂量计。个人剂量计应定期送交有资质的检测部门进行测量,并建立个人剂量档案。

(10) 每次进行探伤工作前,操作人员应检查探伤装置的安全锁、联锁装置、位置指示器、输源管、驱动装置等的性能。

(11) 探伤装置必须专车运输、专人押运。押运人员须全程监护探伤装置。

(12) 室外作业时,应设定控制区,并设置明显的警戒线和辐射警示标识,专人看守,监测控制区的辐射剂量水平。

(13) 作业结束后,必须用辐射剂量监测仪进行监测,确定放射源收回到源容器后,由检测人员在检查记录上签字,方能携带探伤装置离开现场。

(14) 探伤装置转移到外省、自治区、直辖市使用的,使用单位应当于活动实施前,先向使用地省级环境保护主管部门备案,经备案后,到移出地省级环境保护主管部门备案。异地使用活动结束后,使用单位应在放射源转移出使用地后 20 日内,先后向使用地、移出地省级环境保护主管部门注销备案。

(15) 更换放射源时,探伤装置使用单位应向所在地省级环境保护主管部门提交《放射性同位素转让审批表》,申请转入放射源。探伤装置使用单位、放射源生产单位应当在转让活动完成之日起 20 日内,分别将 1 份《放射性同位素转让审批表》报送各自所在地省级环境保护主管部门备案。

(16) 发生或发现辐射事故后,当事人应立即向单位的辐射安全负责人和法定代表人报告。事故单位应根据法规要求,立即向使用地环境保护主管部门、公安部门、卫生主管部门报告。

(17) 使用固定 γ 射线探伤室的单位可参照从事移动 γ 射线探伤工作的单位进行管理。固定 γ 射线探伤室应满足下述要求:

① 探伤室建筑(包括辐射防护墙、门、辐射防护迷道)的防护厚度应充分考虑 γ 射线直射、散射效应;

② 探伤室应安装固定式辐射剂量仪,剂量率水平应显示在控制机房内,并与门联锁;

③ 应配置便携式辐射检测报警仪,该报警仪应与防护门钥匙、探伤装置的安全锁钥匙串结在一起;

④ 探伤室工作人员入口门外和被探伤物件出入口门外应设置固定的电离辐射警告标志和工作状态指示灯箱,探伤作业时,应有声音警示,灯箱应醒目显示"禁止入内";

⑤ γ 射线探伤室的各项安全措施必须定期检查,并做好记录。

9.3.6　工业 γ 射线探伤的防护监测

1) 作业人员的个人剂量监测

(1) γ 射线探伤作业人员必须进行常规个人剂量监测,并建立个人剂量档案和健康管理档案,其个人年剂量限值应符合国家标准 GB 18871—2002 规定限值。

(2) 对作业人员还应进行意外事故的剂量监测,并有详细的记录。

2) 固定式探伤作业场所的防护监测

(1) 探伤室启用前必须进行验收检测,合格后方能使用。

(2) 每天工作前,探伤作业人员应检查安全装置、联锁装置的性能及警告信号、标志的状态,检查探伤室内是否有人员逗留。

(3) 每次探伤作业结束后,操作人员应用可靠的辐射仪器核查放射源是否回到安全位置。源容器出入源库时应进行监测并有详细记录。

(4) 由使用单位所在地放射卫生技术服务机构每年进行一次操作场所及探伤室邻近区域的辐射水平测量,并根据测量结果提出评价或改进意见。当放射源的活度增加时,应重新测量上述辐射水平,并根据测量结果做出合适的改进。

3) 移动式探伤作业场所的防护监测

(1) 每次探伤作业前应按国家标准 GBZ 132—2008 第 11.6 条要求检查控制区,确保在放射源暴露前控制区内无任何人员。

(2) 作业场所启用时,应围绕控制区边界测量一次辐射水平,并按不超过 15 μGy/h 的要求进行调整。

(3) 建立操作现场的辐射巡测制度,定期观察放射源的位置和状态。

(4) 探伤作业结束后应进行放射源及源容器的核查工作。

9.3.7 现场γ射线探伤控制区距离的计算

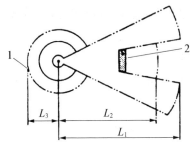

图9-1 应用屏蔽物的控制区(无比例)

1—源容器屏蔽；2—探伤对象；L_1—辐射没有任何衰减时要求的控制距离；L_2—有用线束方向上经检测对象屏蔽后要求的控制区距离；L_3—有用线束方向以外，经源容器或其他屏蔽物后要求的控制区距离

(1)控制区距离概念。

根据放射源的γ射线向各个方向辐射时的不同情况，应确定三类不同的控制区距离，如图9-1所示。

(2)对于移动探伤，控制区边界的当量剂量率为15 μSv/h，可由如下评定各类控制区距离的大小。

$$L_1 = a_1 \times 1.63$$

式中，a_1为从图9-2中查得的数值；1.63为边界剂量率从40 μSv/h调整为15 μSv/h的修正因子；L_1为根据a_1值经修正后得到的控制区距离值。

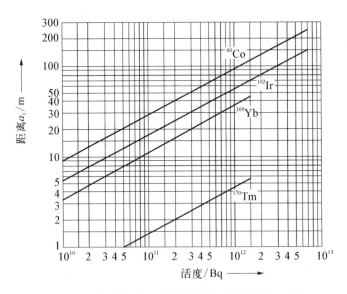

图9-2 没有衰减时对不同活度γ放射源的a_1值

L_2和L_3分别由L_1(m)乘以表9-3中不同半值层数相对应的因子而获得（可根据屏蔽物的厚度，除以表9-3中相应核素和屏蔽材料的半值层厚度，求出其半值层数，进而从表9-4查出相对应的因子）。

表 9-3　不同材料半值层厚度的近似值

屏蔽材料	不同放射源的半值厚度/mm			
	^{60}Co	^{192}Ir	^{169}Yb	^{75}Se
铝	70	50	27	30
混凝土	70	50	27	30
钢	24	14	8.5	9
铅	13	3	0.8	1
钨	10	2.5	—	—
铀	6	2.3	—	—

表 9-4　用于控制区确定时在有衰减时计算 L_1 和 L_2 的因子

半 减 层 数	因　　子
0.5	0.9
1	0.7
1.5	0.6
2	0.5
3	0.4
4	0.3
5	0.2
8	0.1
10	0.05
12	0.01

(3) 举例如下。

^{192}Ir,放射性活度为 2.5×10^{12} Bq,检测对象为结构钢,厚度为 28 mm (2 HVL),放射性屏蔽物(照射容器壁)为钨制,厚为 25 mm(10 HVL)。

L_1:图 9-2 的控制区距离

$$L_1 = a_1 \times 1.63$$
$$= 90 \times 1.63 = 146.7(\text{m})$$

L_2:L_1 乘以表 9-4 的因子

$$L_2 = 146.7 \times 0.5 = 73.35(\text{m})$$

L_3:L_1 乘以表 9-4 的因子

$$L_3 = 146.7 \times 0.05 = 7.33 (\text{m})$$

9.4 工业 X 射线探伤辐射防护

9.4.1 两类射线探伤的区别

（1）操作 X 射线设备需要电力供应。

（2）X 射线设备比 γ 放射源更昂贵。

（3）X 射线管的物理体积意味着它不能放置在和 γ 照射管一样小的地方。

（4）当 X 射线曝光终止且关闭电源后，设备将不再释放出射线，此时所有操作可在不需要辐射防护的情况下进行。

（5）γ 源会在其整个寿命期内释放射线，故必须始终做好屏蔽和控制措施。所有放射照相设备都执行相似的功能，但要考虑到源的物理和放射特征进行特殊设计。例如，两种设备都必须能启动和终止有用辐射束的产生。但是，γ 源是通过物理曝光机理来曝光或屏蔽放射源，而 X 射线的产生和终止是通过开启和关闭供给 X 射线管的电源来实现的。设备的基本描述将在以下部分介绍。

9.4.2 设备要求

1）射线管头组装体

（1）移动式或固定式的 X 射线探伤装置管头组装体应能固定在任何需要的位置上加以锁紧。

（2）X 射线管头应设有限束装置。

（3）X 射线管头窗口孔径不得大于额定最大有用线束射出所需尺寸。

（4）X 射线管头应具有如下标志：

① 制造厂名或商标；

② 型号及顺序编号；

③ X 射线管的额定管电压、额定管电流；

④ 焦点的位置；

⑤ 出厂日期；

⑥ 电离辐射标志。

（5）X 射线探伤装置在额定工作条件下，距 X 射线管焦点 1 m 处的漏射线空气比释动能率应符合表 9-5 中的要求。

表 9-5　X 射线管头组装体漏射线空气比释动能率控制值

管电压/kV	漏射线空气比释动能率/(mGy/h)
<150	<1
150~200	<2.5
>200	<5

2）控制台

（1）控制台应设置有 X 射线管电压及其通或断状态的显示，以及管电压、管电流和照射时间选取和设定值显示装置。

（2）应设置有高压接通时的外部报警或指示装置。

（3）控制台或 X 射线管头组装体上应设置探伤室联锁接口，并设有钥匙开关。

（4）应设置紧急停机开关。

（5）应设置辐射警告，出束指示和警示非授权使用的警告标志。

3）连接电缆

对于移动式 X 射线装置，控制器与 X 射线管头或高压发生器的连接电缆不得短于 20 m。

9.4.3　工作场所辐射防护要求

1）X 射线专用探伤室探伤作业

（1）探伤室的设置应充分考虑周围的辐射安全，操作室应与探伤室分开并避开有用线束照射的方向。

（2）探伤室的屏蔽设计应充分考虑有用线束照射的方向和范围、装置的工作负荷及室外情况，人员在关注点的周剂量控制水平，对职业工作人员每周不大于 100 μSv，对公众每周不大于 5 μSv。要求探伤室屏蔽墙外 30 cm 处空气比释动能率不大于 2.5 μGy/h。

（3）无迷道探伤室门的防护性能应与同侧墙的防护性能相同，并应安装门-机联锁安全装置和设置能显示"预备"和"照射"状态信号指示灯，并保证在门关闭后 X 射线装置才能进行探伤作业。

（4）探伤室一般不设观察窗，如需设置时，应避开有用线束的照射方向，并应具有与同侧墙相同的屏蔽防护性能。

（5）探伤室内应安装紧急停机按钮或拉绳。

（6）探伤室应设置机械排风装置，每小时换气不小于 3 次。

2）X 射线现场探伤作业

（1）周向式探伤机用于现场探伤时，应将 X 射线管头组装体置于被探伤物件内部进行透照检查。做定向照射时应使用准直器（仅开定向照射口）。

（2）进行透照检查时，应考虑控制器与 X 射线管和被检物体的距离、照射方向、时间和屏蔽条件等因素，选择最佳的设备布置，以保证进行探伤作业时，人员的受照剂量低于其剂量限值，并达到可以合理做到尽可能低的水平。操作人员应尽可能利用各种屏蔽方式保护自己。

（3）探伤作业时，应对工作场所实行分区管理，并在相应的边界设置警示标识，具体如下：

① 将作业场所中周围剂量当量率大于 15 μSv/h 的范围内划为控制区，控制区边界上应悬挂清晰可见的"禁止进入 X 射线区"警告牌，探伤作业人员应在控制区边界外操作，否则应采取专门的防护措施。

② 在控制区边界外将作业时周围剂量当量率大于 2.5 μSv/h 的范围划为监督区，并在其边界上悬挂清晰可见的"无关人员禁止入内"警告牌，必要时设专人警戒。在监督区边界附近不应有经常停留的公众人员。

③ 在操作现场应设有提示"预备"和"照射"状态指示灯和声音提示装置，应在控制区的所有边界都能清楚看见或听见现场"预备"信号和"照射"信号，在监督区边界的进出口的醒目位置张贴电离辐射警示标识与警告标语。

9.4.4 工业 X 射线探伤的防护监测

1）作业人员的个人剂量监测

X 射线探伤作业人员必须进行常规个人剂量监测，并建立个人剂量档案，其个人年剂量限值应符合国家标准 GB 18871—2002 的规定要求。

2）探伤室作业场所的防护监测

（1）探伤室周围辐射水平监测。

（2）定点监测。

（3）监测周期：探伤室建成后应由有资质的放射卫生技术服务机构进行验收监测，投入使用后每年至少进行 1 次常规监测。

3）现场探伤作业场所的监测

（1）分区。

① 使用移动式 X 射线探伤装置进行现场探伤时，通过巡测划出控制区和

监督区;

② 当 X 射线探伤装置、场所、被检物体(材料、规格、形状)、照射方向、屏蔽等条件发生变化时,均应重新进行巡测,确定新的划区界线。

(2) 监测周期。

凡属下列情况之一者应由有资质的检测机构进行场所监测:

① 新开展现场 X 射线探伤的单位;

② 每年抽检 1 次;

③ 在居民区进行的现场探伤;

④ 发现个人剂量每 3 月超过 5 mSv。

9.5　辐射事故与预防对策

辐射事故,是指放射源丢失、被盗、失控事故;或者放射性同位素和射线装置失控导致人员受到异常照射的事故。

发生辐射事故时,事故单位应当立即启动本单位的辐射事故应急方案,采取必要防范措施,并在 2 小时内填写《辐射事故初始报告表》,向当地环境保护部门和公安部门报告。

造成或可能造成人员超剂量照射的,还应同时向当地卫生行政部门报告。

9.5.1　密封源常见事故的处理原则

密封源事故主要的危害是外照射问题,但当源壳破损,粉末状液体泄出,也可产生开放源同样的污染问题。

密封源事故的处理原则:

(1) 尽快控制密封源。首先要把密封源置于有效的防护措施之下,如密封源脱出后,要迅速采取将密封源返回容器内的措施;如是密封源丢失事故,要立即配合公安机关寻找回密封源。

(2) 及时处理。无论发生哪种类别的事故,也不管其程度如何,事故的处理工作都要及时,特别是丢失事故更是如此,因为源在无控制状态下,会发生意想不到的后果。

(3) 防止异常照射。无论是控制源或及时处理工作,其目的都为避免或减少对人员的外照射。在着手处理事故之前,应制订出具体合理方案和步骤,目的是防止事故扩大,尽量缩短工作人员在事故现场的时间,以减少受照总剂量。

9.5.2 射线装置常见事故的处理原则

射线装置是在有较高电压时才能产生射线的,所以处理事故的原则是切断电源。当断电后射线即刻停止,从而终止了对人员的照射。

9.5.3 γ射线探伤突发事件的应急处置

在使用照射容器的全部时间内,γ射线探伤人员必须始终保持警惕,预计可能事件出现的概率,制订针对不同事件的应急行动计划。假如正常照相程序被破坏,或者照射容器发生故障,照相师及其助手应当及时撤离工作地点,保护现场,寻求援助,考虑实施应急行动计划。基本的应急工具箱内应当有4袋铅粒,每袋铅粒重2 kg,用做屏蔽材料;另外,还应当有一个长1 m或1.5 m的夹钳,以及一些精选的手工工具。

为了排除故障,可能要靠近辐射源工作。除非应急行动计划制订得极为详细,并能得到有效的执行,否则靠近源工作短时间将会受到过量的照射剂量。源复位,基本上是由探伤人员完成的,应当尽一切可能将其受照剂量限制在10 mSv以下。这一剂量低于职业照射人员个人的年有效剂量限值。在实际可能的情况下,应当尽可能地对辐射源进行局部屏蔽;参与行动的任何人员要与源保持至少1 m的距离,以降低受照剂量;如果有可能则应当使任何人的受照时间都不超过距源1 m处累积受照剂量达10 mSv所需的时间,如表9-6所示。对于任何可能导致人员受到过量照射事件的发生原因,或剂量率仪指示有高剂量率照射情况出现的原因,都需进行认真调查,重要的是确认剂量率仪指示的情况是否真实、人体是否受到了可能危害器官或组织的高剂量照射。

如果发生的事件是辐射源丢失,应当尽快找到它。为了确定丢失源的位置,需要高灵敏度的γ辐射探测器,用以测量低剂量率γ辐射或放射性物质污染,有助于探测来自远处或被屏蔽的源的γ辐射;同时,也需要低灵敏度的γ辐射探测器,用以测量靠近无屏蔽源的γ辐射。不应当在剂量率已经超过所用探测仪量程的区域内盲目地寻找源。此时,应该由远到近,在剂量率仪指示出异常剂量率的地方停住,借助于剂量率与距离的平方成反比的计算公式,推算出丢失源与测量点之间的距离,因为源的活度已知。千万不可盲目靠近丢失的源。

表 9 - 6　距离源 1 m 处累积受照射剂量达 10 mSv 所需的时间

^{192}Ir 活度/TBq	距源 1 m 处的 剂量率/(mSv/h)	累积 10 mSv 剂量 所需的时间/min
0.75	97.5	6.2
20	260	2.3
3.7	480	1.3

第 10 章
含密封源仪表辐射防护

10.1 仪表类型

利用密封放射源(简称密封源)产生电离辐射的特性来监测和控制产品质量以及分析物质成分的辐射照射和测量装置,称为含密封源仪表。含密封源仪表不需要与物质直接相接触就能完成对它的监测。例如,监测物质的密度和厚度、监测容器内的液面高度、监测高温物质和有害化学物质、监测矿物成分等。含密封源仪表常使用的密封源是 β 源、γ 源、中子源或 X 射线源等。

按照使用方式不同可将含密封源仪表分为固定式和便携式含密封源仪表两类。安装在固定位置上的仪表称为固定式仪表,它通常可自动运行。可以随身携带的仪表称为便携式仪表。无论是固定式还是便携式仪表,都是由源室和至少一个探测器组成。

按照辐射入射到探测器前辐射与物质相互作用的类型不同,又可将含密封源仪表区分为透射式仪表、反射式仪表和反应式仪表三种。

10.1.1 透射式仪表

密封源置于待测材料的一侧,探测器置于另一侧,检测透射过材料的辐射水平。待测材料放置前后的辐射水平变化可以有不同的方法解释,因此,将被检测的材料和已知的标准物质进行比较后,物体的密度和厚度可以通过这种方法测量。图 10-1 给出了透射式仪表的一般布置。

电离辐射穿过材料的能力与辐射的能量和类型密切相关。根据待测材料,选择核子仪所用的放射性同位素。例如,待测材料的密度低(如纸张),则选择 β 密封源。对于高密度材料(如钢、铁),则选择能量较高的 γ 密封源。表 10-1 列出了透射式仪表的密封源和应用。

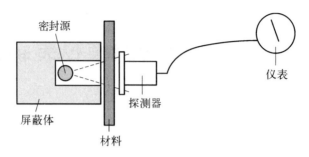

图 10‐1　透射式仪表的布置

表 10‐1　透射式仪表的源及其用途

密 封 源	用　　途
$^{147}\mathrm{Pm}(\beta)$	测纸张的密度
$^{204}\mathrm{Tl}(\beta)$	测纸、橡胶和纺织品的厚度
$^{85}\mathrm{Kr}(\beta)$	测纸板的厚度
$^{90}\mathrm{Sr}/^{90}\mathrm{Y}(\beta)$	测金属薄板的厚度、测香烟和香烟箱中的烟草含量
X 射线	测 20 mm 以下厚度的钢板和罐头中的液位
$^{241}\mathrm{Am}(\gamma)$	测 10 mm 以下厚度的钢板和瓶子中的内容物
$^{137}\mathrm{Cs}(\gamma)$	测 100 mm 厚的钢板和管道及罐中的内容物
$^{60}\mathrm{Co}(\gamma)$	测炼焦炉、砖窑等的内容物

常用的透射式仪表的 β 密封源活度通常为 40 MBq～40 GBq，γ 密封源活度为 0.4～40 GBq。

10.1.2　反射式仪表

在反射式仪表布置中。密封源和探测器均放置于待测材料的同侧，并且探测器不能接收到密封源的直射束。辐射进入材料与原子、分子发生相互作用，厚度或密度较大的材料相互作用较强。探测器测量了材料对辐射的反散射。对于固定的几何结构，探测器可以显示待测材料的密度，对于密度均匀的材料可以测量厚度。图 10‐2 给出了反射式仪表的一般布置。

与透射式仪表一样，材料对电离辐射的反散射与辐射的类型和能量密切相关。表 10‐2 列出了一些反射式仪表使用的密封源和应用。

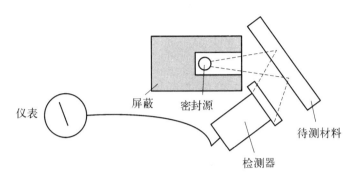

图 10‑2　反射式仪表的一般布置

表 10‑2　反射式仪表的源及其用途

密 封 源	用 　 途
$^{147}Pm(\beta)$	测纸张厚度及薄的金属涂层厚度
$^{204}Tl(\beta)$	测薄橡胶和纺织的厚度
$^{90}Sr/^{90}Y(\beta)$	测塑料、橡胶、玻璃和薄的铝合金板的厚度
$^{241}Am(\gamma)$	测 10 mm 以下玻璃和 30 mm 以下塑料的厚度
$^{137}Cs(\gamma)$	测 20 mm 以上玻璃及岩石/煤炭的密度
$^{241}Am/Be(\gamma)$	探测岩石中的碳氢化合物类

常用反射式仪表的 β 密封源活度通常为 40～200 MBq,γ 密封源活度最高可达 100 GBq,中子仪表的活度一般在 GBq 范围。

10.1.3　反应式仪表

某些低能量的 γ 射线或 X 射线可以使某些特定元素的原子发生电离,产生 X 荧光射线,射线的能量代表待测材料的特征。适当的 X 射线探测器不但可以检测到特定元素的存在,而且可以进行定量测量。应用这一方法不仅可以对材料的组成进行检测,例如矿石和合金,还可以测量异相材料的涂层或本体的厚度。使用 X 射线管进行这种检测的一个优势是,电离辐射的能量可以变化(通过改变射线管的电压)以适应不同的待测材料。

中子源可以使非放射性物质具有放射性:稳态的核素由于中子的辐照形成了放射性核素,并且放射出具有特征能量的 γ 射线。这一技术普遍应用于石油工业的石油勘探之中。图 10‑3 所示为反应式仪表的一般布置。

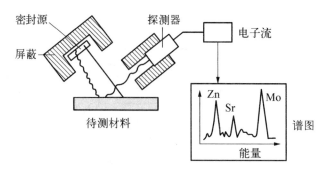

图 10-3　反应式仪表

电离辐射与不同类型材料的反应性,与辐射的能量和类型密切相关。表 10-3
列出了一些不同反应式核子仪所使用的密封源及其应用。

表 10-3　反应式仪表的源及其用途

密　封　源	用　　途
^{55}Fe(0.2 MeV 的 X 射线)	分析低质量元素
^{241}Am(0.059 MeV 的 γ 射线)	分析中等质量元素
X 射线(<60 keV)	通过改变电压,可分析一系列元素
中子源	分析物质中的含水量

反应式仪表常用的密封源活度为 200 MBq～40 GBq。

10.2　仪表的工作原理

含密封源仪表是利用放射性核素发出的放射线射入一定厚度的介质
时,其透射强度随介质层厚度的增加而减弱,测定通过介质后的射线强度,
即可测出液位或固体的高度。含密封源仪表由密封源、接收器和显示仪表 3
部分组成。密封源装置放在专门的铅罐中,称源容器,铅罐有一小孔,放射
线自小孔中射出,投射到容器的另一侧,由安装在容器上的探测器接收,经
前置放大后的电信号送到显示仪器进行整形、计数、积分,然后显示液位或
固体的高度。

10.2.1　料位计

粒位计通常用一个或多个探测器和二次仪表做开关,来控制料箱或料斗

中料位高低。大、厚壁容器可使用 GBq 级的 ^{60}Co 密封源。料位计工作原理如图 10-4 所示。

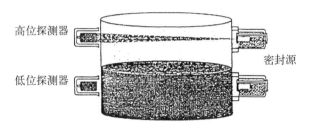

图 10-4 料位计工作原理

10.2.2 密度计

密度计的探测器探测穿过被检测物质射线的多少,一般采用 GBq 级的 ^{137}Cs 密封源。其工作原理如图 10-5 所示。

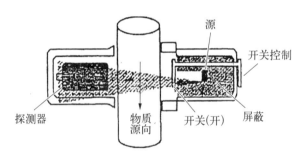

图 10-5 密度计工作原理

10.3 仪表的辐射防护

10.3.1 屏蔽防护

对于装有 β 与 γ 源仪表的外照射防护,主要考虑如何防止人员接近仪表外部初级辐射束附近的高剂量区。有以下两种方法可供选择:一种是建议含密封源仪表供应商提供源室自动闸门;另一种是在被监测的物体两侧安装合适的屏蔽物,以使除了被监测的物体以外,人员身体的任何部位都不可能进入高剂量区域。

在透射式仪表和反射式仪表的应用中,被监测物体的两侧都可以设置控制人员受高剂量辐射照射的屏蔽物(见图 10-6),即在被监测物体的两侧分别安装上平行板(称为导向板),使被测物体在两块平行的导向板中间通过。安装导向板并不影响对辐射的测量(见图中长方形探测器的摆放位置)。

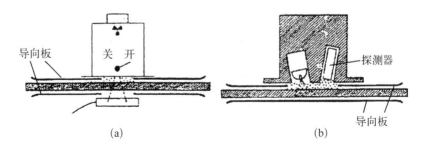

(a)   (b)

图 10‑6　透射式和反射式仪表高剂量区屏蔽

(a) 透射式仪表的屏蔽(用于防止人员接近初级射线束和散射);(b) 反射式仪表
的屏蔽(剖面图)(用于防止人员接近反散射和透射辐射)

只有在需要将含密封源仪表从其安装位置上拆卸下来的情况下,人员才有可能接近安装在大型生产设备上的初级射线束;在采取拆卸行动之前,需要给出警示,并确保仪表的闸门处于关闭状态。

对含密封源仪表的局部屏蔽也很有必要。例如,设置能减弱射向探测器周围辐射的屏蔽,可以减少这种辐射的影响范围。另外,只要有可能,就应当将源室主屏蔽与射线束之间借助于电动的机械装置进行联锁,以便当源室被移走时闸门能自动关闭。

需要的屏蔽材料取决于要减弱的辐射类型及其辐射能量的大小。对 β 源的屏蔽还需要考虑屏蔽轫致辐射。在剂量率减弱方面,距离防护与屏蔽防护有同样的效果。为了监测人员的受照射剂量和确认令人满意的受照射水平,必须有一种专门用于辐射防护的适宜的剂量率仪。

10.3.2　防护措施

现以 ^{137}Cs γ 料位仪为例,日常运行中除仪表本身具有屏蔽防护结构外,应用中还应采取以下放射防护措施。

(1) 所有安装在设备上的放射性料位仪均须注册登记,登记内容包括密封源 ID 号码、密封源种类、密封源活度、含密封源装置的规格、工艺单元内的安装位置。

(2) 密封源或源罐的更换由生产商指定有资质的公司进行。备用放射性仪表或密封源将被登记并存放在达到安全防护标准的放射性源库中储存。退役的密封源退回生产商或送交环保部门处理。

（3）用于容纳密封源的安全罩具有足够的机械强度，出束口由源闸控制，并有指示仪表清晰地显示源闸是在"开"还是"关"的位置，源闸只有在正常测量模式下才能被打开。

（4）为确保安全使用含密封源仪表，应指定两名工作人员作为兼职辐射防护专员，防护专员必须通过特殊的专业防护知识培训，并获得有关的合格证书。

（5）所有有关密封源的资料，如：密封源处置手续、具体安装位置，密封源活度、有关审批文件及检测报告等都将存档，并由辐射防护专员保管。

（6）检修人员进入容器内检查时或在射线束范围内工作时，必须通知中央控制室和料位仪控制人员，源闸必须关闭。检修人员应取得相应的操作许可证，同时在作业处挂警告牌。

（7）购入的密封源和源容器到达现场后，应采取以下快速安装和安全措施：

① 在密封源和源容器到达安装现场之前，所有的准备工作应全部就绪，包括有资质的安装人员全部到位待命、固定密封源源容器的装置全部安装完毕，确保密封源到现场后，只是做一些固定工作；

② 从密封源到达现场和被安装到设备上之前这段时间，确保所有的密封源都被放置在临时的安全存放点，周围设置警戒线和警戒标志；

③ 在密封源临时存放点设置保安人员，保安人员将一直在临时存放点值班，直到密封源安装完成。

10.3.3　含密封源仪表的维护和源泄漏检验

在工厂企业安装的含密封源仪表，长年累月暴露在各种气候条件下，可能导致射线束闸门结构受损，或导致源室外表面的标志受损。因此，应当对仪表的各类活动部件进行定期维护，这种维护不涉及拆卸密封源。

虽然仪表的密封源能提供若干年可靠的服务，但是仍然要按审管部门的规定或供应商的建议对仪表密封源进行定期泄漏检验；当发生了可能导致源损坏的事故后，更应当及时对密封源进行泄漏检验。对于"永久"性安装在生产设备上的仪表的常规泄漏检验至少两年一次。这种泄漏检验不需直接擦拭密封源，可以采用适当的拭子擦拭源室周围预计可能受到放射性物质污染的部位。对于经常使用的其他含密封源仪表都要进行频繁的泄漏检验，至少每半年一次。用拭子擦源表面时，切记不要损坏低能源的薄"窗"。对泄漏检验只能用镊子或夹钳操作拭子。采用高灵敏探测器可精确地测试拭子上有无放射性物质，有多少放射性物质。如果总的污染物中有超过 600 kBq 的 ^{137}Cs 或更少的 ^{60}Co，在距其 10 cm 处可测出的剂量率至少为 5 μSv/h。

在更换密封源时，应要求源更换单位对盛源容器内腔表面进行放射性污染检测，以检验密封源是否存在泄漏，并对更换密封源的场地进行污染检测。放射性 β 与 γ 表面污染水平应不大于 4 Bq/cm²，以确认无泄漏方可继续使用。

10.3.4　工作场所警戒线的设置

使用含密封源仪表的工作场所，根据外照射防护的三个基本方法——时间防护、距离防护和屏蔽防护的要求，在含密封源仪表使用的工作区域可按 GBZ 125 标准第 4.7 条款规定的剂量当量率控制值的要求（详见表 10-4）设置警戒线，以控制职业放射工作人员所受的照射剂量，同时警示周围人员或公众以避免不必要的照射危害。在工作场所可利用计量检定合格的 γ 外照射辐射剂量仪测定的数据来画出相应的警戒距离，并设置相应的电离辐射警示标牌。

表 10-4　检测仪表的使用场所和相应的泄漏射线控制量

检测的使用场所	距边界外下列距离的剂量当量率 H 控制值/(μSv/h)	
	5 cm	100 cm
对人员的活动范围不限制	$H < 2.5$	$H < 0.25$
在距源容器 1 m 区域内很少有人停留	$2.5 \leqslant H < 25$	$0.25 \leqslant H < 2.5$
在距源容器外表面 3 m 的区域内不可能有人进入，或放射性工作场所设置了监督区	$25 \leqslant H < 250$	$2.5 \leqslant H < 25$
只能在特定的放射工作场所使用，并按控制区、监督区、非限制区分区管理	$250 \leqslant H < 1\,000$	$25 \leqslant H < 100$

10.3.5　含密封源仪表的贮存

待安装的和便携式含密封源仪表以及新更换下来的密封源，可能需要足以满足其在短时间携带或运输的屏蔽设施。任何人在它们旁边停留的时间和操作时间都不能超过受控制的安全时间。

应当给含密封源仪表或密封源提供专用的库房。这个库房不应储存其他危险品,如化学试剂、压缩气体等。库房要保持通风和干燥。库房外部设立清楚、醒目的警示标志,剂量率不能超过 2.5 μSv/h。库房要加双锁,防止未经授权的人员进入,钥匙应有双人保管,并要放在安全的地方。保存记录簿要在任何时候都能准确提供出每个仪表的位置。每周对便携式仪表和密封源例行检查一次,并记录在案,以确保仪表和密封源的安全。对固定式仪表的安全例行检查,每月一次。

10.3.6　操作人员的防护与管理

在装有含密封源仪表的区域内的操作人员通常可能受到对健康有影响的辐射剂量,所以,通常需要佩戴个人剂量计。在更换密封源的操作过程中,操作人员更会受到某一累积剂量的照射,因此,应采用所提供的专用工具和采取使受照时间尽可能缩短的有效措施。重要的是,操作人员在更换密封源过程中必须佩戴个人剂量计;可能还需要提供手指剂量计,要确保手部受到的当量剂量不超过年当量剂量的限值。

放射性工作开展前,应先明确放射性工作岗位的工作人员。这些人员必须经过就业前体检,检查结果须符合放射工作人员健康标准的要求,体检合格者方允许参加放射性工作,今后还须每年进行一次健康检查,并建立个人健康档案;工作人员还需定期参加放射卫生法规教育和放射防护知识培训。另外,涉及密封源的安装、拆卸、检修等操作,必须由经过培训、掌握放射防护技能、持有放射源操作证的人员完成。在设备维修过程中,维修人员应佩戴相应的辐射报警仪,确保自身的安全健康。但在人员管理中,还应实施放射工作人员接受每两个月一次的个人剂量监测。

10.3.7　含密封源仪表突发事件的应急处理

对含密封源仪表在其应用过程中作出全面的安全分析,将能提示可能出现的异常事件,有利于制订针对性的应急行动计划,以恢复对含密封源仪表和密封源的控制。对下列事件应立即采取行动,并向审管部门报告:① 含密封源仪表或密封源丢失,或被盗;② 源室因受挤压、火灾或爆炸导致实体损坏;③ 密封源泄漏;④ 射线束闸门失灵,或因警示信号失灵导致人员受到高剂量率照射;⑤ 因含密封源仪表故障或操作程序错误导致人员受超剂量照射。

如果是密封源丢失,即使在源室内,也要尽可能快地找到它。高灵敏度辐射剂量率仪能测到低的辐射剂量率或低活度的放射性物质污染,有助于探测来自丢失的密封源的辐射。如果怀疑某仪表的密封源泄漏,必须尽快将其隔离,避免人员直接与其所在室接触。如果衣服或皮肤局部表面受污染,要采取去污染措施,进行洗消。对导致人员受到内、外照射的事件都要进行调查。重要的是,必须确认人员是否受到了所怀疑的照射剂量或所报告的剂量,以及人员受到的高剂量率照射是否会导致局部组织的损伤。

第 11 章

安全检查系统辐射防护

11.1 货物/车辆辐射检查系统安全防护

11.1.1 检查系统组成与分类

1）检查系统组成及功能

货物/车辆辐射检查系统一般由以下几个部分组成,分别具有不同的功能,具体如下:

（1）加速器分系统,可受控产生 X 射线;

（2）探测器分系统,将透过被检物体的 X 射线转换成电信号;

（3）图像获取分系统,把探测器输出的电信号转换成图像信息;

（4）扫描控制分系统,控制扫描过程和安全联锁装置,是连接各个分系统的接口中心;

（5）扫描装置分系统,承载 X 射线成像系统;

（6）拖动装置分系统,用于拖动被检车辆通过扫描区域,实现快速不开箱检查;

（7）运行检查系统,检查货物图像,是安检系统的数据与图像处理核心;

（8）辐射防护设施,保护有关人员免受辐射危害,并为系统提供一个相对封闭的运行空间。

2）检查系统分类

货物/车辆辐射检查系统按所用的辐射源来分,可分为以下几个类别。

（1）加速器检查系统,利用加速器产生的 X 射线（小于 10 MV）对集装箱等货物进行检查的系统。

（2）放射性核素/源检查系统,利用放射性核素源（以下简称放射源）所释放的 γ 射线对集装箱等货物进行检查的系统。

（3）X 射线机检查系统，利用 X 射线机产生的 X 射线对集装箱等货物进行检查的系统。

（4）中子检查系统。

按照检查方式的不同来分，可以分为以下两个类别。

（1）固定式检查系统，安装在永久性建筑物内固定位置的检查系统。在检查厅内，待检货物沿轨道通过该系统准直主射束区域时接受辐射检查。

（2）移动式检查系统，辐射源和探测器系统同步地沿待检物匀速平移进行扫描的检查系统。移动式检查系统现分为车载移动式检查系统和组合移动式检查系统。前者在按辐射剂量控制水平圈出并限制无关人员进入的场地内对待检物进行检查；后者的辐射源和探测器安装在可拆装屏蔽体的检查厅内对待检物进行检查，控制和图像分析装置位于检查厅外。

11.1.2　工作流程

货物/车辆安全检查工作流程如下：

系统自检→工作人员把拖车连接上牵引装置→牵引装置拖动拖车进入扫描通道→加速器开始出束，扫描货物→得到受检车辆的清晰图像，通过分析图像形状与外形轮廓有效辨别和发现错报、违禁、危险品，查明待运品名与货单是否一致→扫描结束后，车辆停止，工作人员把拖车拉走。

11.1.3　辐射工作场所分区

一般情况下，货物/车辆辐射检查系统的辐射工作场所按以下方式进行分区。

（1）对无司机驾驶的货运车辆或货物的检查系统，应将辐射源室及周围剂量当量率大于 40 μSv/h 的区域划定为控制区。控制区以外的周围剂量当量率大于 2.5 μSv/h 的区域划定为监督区。

（2）对有司机驾驶的货运车辆的检查系统，应将辐射源室及有用线束两侧距中心轴不小于 1 m 的区域划定为控制区。控制区以外的周围剂量当量率大于 2.5 μSv/h 的区域划定为监督区。

（3）对有司机驾驶的货运列车的检查系统，应将辐射源室及有用线束两侧距中心轴不小于 10 m 的区域划定为控制区。控制区以外的周围剂量当量率大于 2.5 μSv/h 的区域划定为监督区。

（4）与辐射源安装在同一辆车上系统控制室划定为监督区。

11.1.4　辐射水平控制要求

1）辐射源箱的泄漏辐射水平控制要求

（1）加速器辐射源箱。无建筑物屏蔽的移动式检查系统中的加速器辐射源箱，加速器泄漏率应不大于 2×10^{-5}；其他情况下应不大于 1×10^{-3}。

（2）γ 辐射源箱。γ 辐射源箱的泄漏率辐射水平应不超过表 11-1 规定的值。

表 11-1　γ 辐射源箱外的泄漏射线周围剂量当量率控制值

检查系统类型	距源箱体外表面 5 cm 处	距源箱体外表面 1 m 处
固定式	1	0.1
移动式	0.5	0.02

2）场所辐射水平

（1）边界周围剂量当量率。检查系统监督区边界处的周围剂量当量率应不大于 2.5 μSv/h。

（2）驾驶员位置一次通过的周围剂量当量。对于有司机驾驶的货运车辆列车的检查系统，驾驶员位置一次通过的周围剂量当量应不大于 0.1 μSv。

（3）控制室周围剂量当量率。检查系统控制室内的周围剂量当量率不大于 2.5 μSv/h，操作人员操作位置的周围剂量当量率应不大于 1.0 μSv/h。

11.1.5　检查系统辐射安全要求

1）安全联锁

安全联锁设置和功能应符合下列要求。

（1）检查系统必须分别设置两道独立工作的安全联锁，一是主控制台钥匙开关联锁，只有钥匙插入并处于"工作"位置时，加速器和 X 射线机才能发出 X 射线，放射源检查系统的快门才能开启；二是有效地防止人员误入检测状态下的控制区的安全联锁设施，例如固定式检查系统通道出入口门、组合移动式检查系统门外栏杆、辐射源室门和其他相关设施。

（2）任何一道安全联锁被打开，检查系统应立即中断工作，并只有通过就地复位才能重新启动。

（3）在联锁失灵时，应禁止检查系统运行或中断检查系统的运行，并在控制台上显示。

2）警示装置

警示装置设置和功能应符合下列要求。

（1）固定式检查系统的检查通道及检查厅出入口、组合移动式检查系统的出入口处及移动式检查系统扫描车上均安装有灯光指示信号以其不同颜色标示检查系统即时所处的准备出束、出束及待停机状态。

（2）在上述（1）的相应位置，应有检测系统出束的声响报警信号，应在辐射源出束前启动，预警时间不得少于5s。在整个辐射期间，该信号应持续启动并保持稳定，扫描结束后，报警铃或警灯延续一定时间方可停止。在组合移动式和车载移动式检查时，当有人误入护栏内辐射区时，现场和控制车内均会发出声音报警。

（3）在控制区边界线外、检查系统的辐射源室和探测器室门外，必须设置电离辐射危险标志和清晰可见的警示标识。监督区边界线外应设置醒目的"当心电离辐射"字样的警示标识，以制止无关人员进入。

3）监视和通信装置

监视和通信装置设置和功能应符合下列要求。

（1）必须设置监视用摄像和显示装置，以核查各区内人员驻留情况和设备运行状态。

（2）主控室的计算机屏幕应能显示安全联锁的工作状态，应标示出鲜明的紧急警告信号并能够及时显示故障的内容。

（3）检查通道、辐射源室、控制室和现场工作人员之间均应配备合适的通信装置。

4）应急求助装置

应急求助装置设置和功能应符合下列要求。

（1）检查系统应设有标记清楚并易触摸的应急求助装置，可在紧急状态下立即中断辐射照射。

（2）应急求助装置应设置于固定式检查系统辐射源室、探测器室、检查通道两侧、检查厅出入口；组合移动式检查厅两侧及出入口；移动式检查系统扫描车外侧或辐射源箱或探测器横臂上及各种检查系统主控制台面板上。

（3）应急求助装置一旦被使用，除非就地复位，检查系统不可能重新启动和出束。

5）其他要求

此外,对货物/车辆辐射检查系统还有其他一些要求,例如:

（1）固定式检查系统的辐射源室应有必要的通风装置。

（2）检查系统现场必须配备适当的应急防护设备,例如快门控制发生故障时即用手动关闭装置。

（3）检查系统应配备完善的防火设施。

11.1.6　安全操作要求

1）一般要求

（1）除非工作需要,工作人员应停留在监督区之外。

（2）每天检查系统运行前,操作人员应按照相关要求进行检查,确认其处于正常状态。

（3）每次检查系统出束前,操作人员确认控制区内无人后,方可开启辐射源出束。

（4）进入辐射工作场所时,操作人员应确认辐射源处于未出束状态,并携带个人剂量报警仪。

（5）检查系统运行过程中,操作人员应通过监视器观察辐射工作场所内的情况,发现异常情况立即停止出束,防止事故发生。

（6）检查系统发生故障或使用紧急停束装置紧急停机后,在未查明原因和维修结束前,禁止重新启动辐射源。

（7）检查系统结束一天工作后,操作人员应取下出束控制开关钥匙交安全管理人员妥善保管,并做好安全记录。

2）安装调试和维修室的要求

（1）检查系统的安装调试和维修人员,除应接受放射防护培训且考试合格外,还应经过设备厂家的专业技术培训合格后,方可进行相关的安装、调试和维修工作。

（2）在设备调试和维修过程中,如果需要解除安全联锁,应先获得安全管理人员批准,并设置醒目的警示牌。工作结束后,操作人员应先恢复安全联锁并确认检查系统正常后才能使用。

3）γ射线检查系统的附加要求

（1）检查系统工作结束后,应用辐射剂量仪检查放射源位置和快门状态。

（2）检查系统不工作时，非工作人员可以到达区域的周围剂量当量率应小于 2.5 μSv/h。

（3）放射源从运输容器中转装入源容器或从源容器转装入运输容器时，应采用便于转移操作的辅助设备和有一定屏蔽效果的装置。操作人员在一次换源过程中所接受的剂量应不超过 500 μSv。

（4）被更换的退役放射源应由放射源供应单位回收或按国家有关规定处理或处置。

（5）密封放射源运输应符合 GB 11806—2004 的有关要求。

4）中子检查系统的附加要求

（1）维修中子检查系统前，应进行操作位置的剂量监测，周围剂量当量率小于 40 μSv/h 时方可操作。

（2）被更换的靶及含感生放射性的部件应按国家有关规定处理或处置。

11.2 X 射线行李包检查系统辐射防护

11.2.1 结构组成与类型

X 射线行李包检查系统一般由以下 5 个部分组成，分别为：

（1）行李输送部分；

（2）X 射线控制部分；

（3）信号处理与传输部分；

（4）图像处理部分；

（5）电气控制部分。

X 射线行李包检查系统的结构类型，按照辐射源的不同分为单射线源和多射线源；其照射方式也有顶部照射、侧向照射和底部照射三种形式，一般情况为柜式结构。

11.2.2 安全检查工作流程

X 射线行李包安全检查系统工作原理如图 11-1 所示。

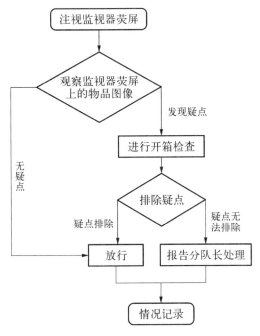

图 11 - 1　安检工作流程

11.2.3　检查系统安全防护要求

检查系统有如下安全防护要求。

（1）系统产生辐射时，距其外表面 5 cm 任意一点的空气比释动能率不得超过 5 μGy/h。

（2）系统通道口处铅胶帘的单片防护厚度不得小于 0.35 mm 铅当量。

（3）系统的安全联锁要求：

① 系统的每个门最少需两道安全联锁装置，当门开启时，其中任意一个联锁就可导致高压发生器供电线路自动断开。除门以外，其他部分移动都不会使电流切断。

② 每个盖板至少有一道安全联锁。盖板移开，安全联锁开关启动，系统将无法产生 X 射线。

③ 任一安全联锁启动引起 X 射线发生中断后，必须重新使用开启控制器才能产生 X 射线。

④ 系统任一独立部件的失灵不应引起多于一道的安全联锁失灵。

（4）接地故障不应导致系统产生 X 射线。

（5）系统顶板上应永久安装通电指示灯和 X 射线发射指示灯。

（6）系统用钥匙开启控制器应确保在钥匙取下后系统不产生 X 射线。

（7）应确保系统安全的原始设计不被修改和变更。

11.2.4　检查系统使用中的安全防护要求

检查系统使用中的安全防护有如下要求。

（1）系统工作时,不允许身体的任何部位通过通道口和窗口进入射线束内。

（2）系统使用中遇到紧急情况,应该按紧急停止按钮,使系统停止运行。

（3）系统使用中发现该系统的通电指示灯和 X 射线发射指示灯不能正常工作时,应立即停机修复。

（4）系统的安全联锁和电气性能应定期维修保养和检验,防止事故的发生。

（5）系统通道口处铅胶帘应保持完整,对破损铅帘应及时更换。

（6）系统维修时,应首先切断电源。在恢复安全联锁后,通过强制按钮进行调试。

11.2.5　操作人员防护措施

操作人员有如下防护措施。

（1）每年到由卫生行政部门资质认证的可以进行放射工作人员职业健康检查的体检机构进行体检并建立健康档案。

（2）放射工作人员在岗时应佩戴个人剂量计,并按规定定期进行个人剂量监测。

（3）女职工怀孕和哺乳期间应合理安排工作,避免在 X 射线区域工作。

（4）所有安检人员进行定期职业培训和实施严格的岗位资质制度。

第 12 章

辐射环境监测

12.1 监测目的和分类

电离辐射环境监测可简称为辐射环境监测,它最早起始于第二次世界大战期间。美国为了研制原子弹,在汉福特建造了生产钚的反应堆,来自哥伦比亚河的河水被作为反应堆冷却剂后,开始流入环境,由此引起了人们对环境影响的关注,从此开始了辐射环境监测的历史。

所谓辐射环境监测,是指对操作放射性物质的设施或产生辐射的装置周界之外的辐射水平所进行的与设施或装置有关的测量。监测的含义不等于测量、更不等于物理测量和化学分析。监测包括方案的制订、测量和结果的解释。辐射环境监测的目的在于检验设施或装置运行过程中对周围环境造成的辐射水平是否符合国家和地方的有关规定,并对其引起的环境辐射的长期变化趋势进行监视。

可以根据监测任务、目的、阶段等的不同,从不同的角度对辐射环境监测进行分类。从管理角度上分,可分为监督性环境监测和排污(营运)单位监测两大类,前者由环境保护行政主管部门或其所授权的单位负责进行,后者由排污(营运)单位进行;从设施或活动的运行状态来分,可分为正常状态环境监测和事故应急监测两大类;从运行阶段来分,可分为运行前辐射环境调查(或称辐射本底调查)、运行期间辐射环境监测和退役后辐射环境监测。

辐射监测是重要的,但它本身并不是目的,它只是为了达到防护目的的一种手段。在制订一个监测方案时,必须注意考虑监测的全过程,仅把监测限于物理测量和化学分析是达不到监测要求的。

12.2 辐射监测仪器

电离辐射是不为人体感官感知的,但可以通过电离辐射与物质发生相互作用产生的变化来探测。因此,一般来讲,辐射监测仪器主要由探测器和电子仪器所组成。多数探测器是根据射线与物质的相互作用,使物质的原子或分子电离或激发的原理制成的,它们可以把射线的能量转变成电流、电压信号以供电子仪器记录。常见的探测器有三大类:气体探测器、闪烁探测器和半导体探测器。此外还有其他类型的探测器,如固体径迹探测器、热释光探测器等。

12.2.1 气体探测器

气体探测器是利用射线在气体介质中产生的电离效应而制成的探测器,射线使探测器内的工作气体发生电离,然后收集产生的电荷,从而达到记录射线的目的。

常见的电离室、正比计数器和 G-M 计数器均为气体探测器。

1) 电离室

电离室是最简单的气体探测器,它工作在饱和电流区,相当于一个充气的密封电容器。电离室没有气体放大作用,其输出的电离电流很弱,因此要特别考虑弱电流测量的要求,平均输出电流与电离辐射的大小成正比,因为输出信号与外加电压无关,所以不需要很高的、稳定的电压供给,外加电压只要保证能够维持饱和电流的稳定输出即可。电离室有两种基本工作方式:一种是记录单个辐射粒子的脉冲电离室,其相应的工作方式为脉冲型工作方式,主要用于重带电粒子的能量和强度测量;另一种为记录大量辐射粒子平均电离效应的电流电离室和总电离效应的累计电离室,分别相应于电流型工作方式和脉冲束工作方式,主要用于辐射的强度或剂量的测量。两种工作方式的电离室在结构上基本相同,主体由两个处于不同电位的极板组成。极板的形状原则上是任意的,但实际上常用的是平板形和同心圆柱形两种形式。

电离室具有测量范围宽、能量响应好和工作稳定可靠等优点,广泛应用于 X 射线和 γ 射线的测量。

2) 正比计数器

正比计数器工作在正比区,在此区内存在气体放大作用,气体的放大效应

使离子数以 10^4 量级增加,这就意味着初次电离产生 1 个电子,紧接着会产生 1 万个电子,因此,理论上,每次电离辐射都能很好地分辨和记录。与其他探测器相比,它的主要优点是它有气体放大作用,输出脉冲较电离室的大得多;它产生一对离子所需的平均电离能量比闪烁探测器小得多,且它只放大信号不放大噪声,因此输出脉冲的信噪比较大;使用条件不苛刻。正比计数管有能量甄别能力,因此,能有效地在强 γ 射线本底下测量中子或在强 β 射线本底下测量 α 粒子。

3) G - M 计数器

G - M 计数器工作在 G - M 区,它输出的脉冲幅度是相对独立的,不受电离粒子能量高低的影响,因此,不能用于区分 α 辐射和 β 辐射,也不能测量和区分辐射能量的大小。它的突出优点是:气体放大倍数极高,入射射线只要产生一个离子对就能引起放电而被记录,输出脉冲幅度在几伏的量级,因此电流信号不需要前置放大,电路相对简单,这就意味着 G - M 计数器结构紧凑,可以小型化。其主要缺点是:分辨时间太长,不能用于高剂量场的测量。

12.2.2　闪烁探测器

闪烁探测器是利用某些物质在射线作用下能够发光的特性来探测射线的。射线在闪烁体中产生的荧光极弱,必须借助光电转换器件(光电倍增管)来探测这些荧光。光电倍增管首先把荧光转换成电脉冲,然后放大,其脉冲幅度正比于带电粒子或光子在晶体中沉积的能量。因此,闪烁探测器一般由闪烁体和光电倍增管组成,它具有分辨时间短、γ 射线探测效率高和能进行能量甄别(用于谱分析)。常见的闪烁探测器有 ZnS 探测器、NaI 探测器和液体有机闪烁探测器。

1) ZnS 探测器

ZnS 探测器通常加入银作为激活剂,称为 ZnS(Ag),是一种非常有效的电离辐射探测器。然而,由于可见光不能很容易地穿过这种材料,所以必须做成薄薄的一层。该类型的探测器对探测 α 粒子和重离子非常有效,缺点是这薄薄的一层很容易被尖物戳穿。

2) NaI 探测器

NaI 探测器是以 NaI 晶体中加入铊(Tl)为主体的探测器,对探测 γ 射线有很高的效率,甚至比固体导体探测器的效率还高。但缺点是,NaI 晶体很容易潮解变质。因此,需要把它封装在一个密封的容器中,且有一个很薄的短窗。与固体导体探测器相比,NaI 晶体的优点是使用中不需要液氮冷却,所以用起来更加方便,在测量高能 γ 射线时效率更高;不足之处是能量分辨率比固体导体探测器差。

3) 液体有机闪烁探测器

液体有机闪烁探测器在监测 α 射线和 β 射线方面有着特殊的用途,特别是监测像^{14}C 和^{3}H 这样的低能 β 辐射。如果被污染的探测对象与闪烁液直接混合测量,就有很高的探测效率。

12.2.3　半导体探测器

半导体探测器是用半导体作为探测器介质的一类探测器,它与闪烁探测器一样属于固体介质探测器,具有比气体高得多的密度,对高能电子,尤其是 γ 射线具有较高的探测效率。它在工作机制上,与气体探测器相似,它是利用电子-空穴对在外电场作用下做漂移运动而在输出回路上产生输出信号。

除上述三种主要类型的探测器外,还有契伦科夫探测器、气体径迹探测器和热释光探测器等,其中,热释光探测器也是比较常用的一类探测器。热释光探测器的原理是,许多非导体物质受到电离辐射的作用,间接产生电子-空穴对,其中电子(空穴)被物质中的陷阱所俘获,只有在受到热激发时,才以可见光或紫外光释放出来,释放出的光强正比于最初吸收的电离辐射。它具有很多优点,如灵敏度高、量程宽、测量对象广泛,可测 X,β,γ 和中子等射线,特别是在剂量测量领域中占有日益重要的地位。

12.2.4　选择监测仪器的原则

在辐射监测中,选择辐射监测仪器时,一般应遵循以下原则。

(1) 射线性质:对于射线类型和性质清楚的场所,应选用针对性较强的仪器。对于辐射场性质不清楚的场所,一般选用带多用探头的监测仪或携带多种监测仪器。

(2) 量程范围:一般要求测量仪器的量程下限值至少在标准规定限值的十分之一以下,上限则根据具体情况而定。

(3) 能量响应:一台理想的辐射监测仪器应该是不论射线能量的大小,只要照射量相同,其仪器的能量响应就应该相同。事实上,仪器的响应总是随着射线能量的不同,而产生一定的差异。响应对能量依赖性小,这种差异就小,即能量响应好,反之则能量响应差。对剂量率仪表一般要求相对于^{137}Cs 源,在 50 keV 到 3 MeV 的能量范围内,能量响应不大于±30%。从几种探测器的能量响应来看,电离室型较好、闪烁型次之、G-M 计数器最差。

(4)环境特性:对于温度,要求在−10∼40℃的温度范围中仪器读数变化在±5%以内;对于相对湿度,要求在 10%∼95%范围中仪器读数变化在±5%以内;此外,还应考虑气压与电磁场的影响。

(5)其他因素:仪器的零点漂移要小;测量的方向性误差不大于±30%;重量较轻,体积较小等。

此外,仪器的响应速度要快,特别是对于一些瞬时辐射场的测量(如 X 射线机周围辐射场的测量),这一点尤为重要。一般要求响应时间在 0.5 s 以下,最好为毫秒级或纳秒级。

12.3　辐射监测方案

根据《辐射环境监测技术规范》的相关要求,辐射环境监测方案的制订应遵循以下主要原则。

(1)凡是不能被国家法规标准所豁免的辐射源和实践,均应按照法规或标准要求进行适当和必要的流出物监测和辐射环境监测。

(2)环境监测内容和要求,应随监测对象的类型、规模、工况、周围环境特征等因素的不同而不同。

(3)在制订环境监测方案时,应根据辐射防护最优化原则和辐射源及周围环境的具体特征有针对性地进行优化设计,并随着时间的推移,在经验反馈的基础上进行不断的改进。

(4)凡是同一场址具有多个污染源的情况,应遵循统一管理和统一规划的原则,实行污染物排放的总量控制。

由于监测的评价依据《基本标准》是根据核素对人产生的剂量来控制的,因此环境监测方案的设计需要先计算出单位释放量的污染物在环境因素作用下,经过各种途径对周围人员产生的剂量大小,并找出贡献最大的关键途径、关键核素和关键人群组,以"三关键"为核心,在全面考虑其他可能因素的基础上,提出最优化的监测方案。虽然不同阶段、不同部门制订的监测方案侧重点各有不同,但一般应包括以下内容:

(1)监测依据、监测方法、评价依据等;

（2）监测介质，一般包括空气、水体、土壤、沉积物、动植物等；

（3）监测内容，包括剂量率、表面污染水平、环境介质中的关键核素活度浓度等；

（4）监测、采样频次，采样量等；

（5）监测、采样点的分布；

（6）质量保证计划；

（7）其他。

12.4　辐射监测的物理方法

辐射监测的物理方法主要包括两个方面：环境辐射场的直接测量和环境样品的测量分析。环境辐射场的直接测量主要是测量环境中的放射性核素发射出的 γ 射线或 X 射线在空气中的吸收剂量率；如果环境中核素主要发射 β 射线，也可以直接测量活度浓度，但测量 β 射线有时也会伴随轫致辐射。直接测量往往并不知道核素成分，但它可获得环境辐射场的基本信息。环境样品测量分析，是对各种环境介质中核素的测量分析，从而得到核素在环境介质中的活度浓度。相对于环境辐射场的直接测量，环境样品的测量分析时间要相对长些。

12.4.1　γ 辐射剂量率监测

γ 辐射剂量率监测是环境辐射监测的重要组成部分，其主要目的为：

（1）为核设施或其他核技术利用装置正常运行和事故工况下，在环境中产生的 γ 辐射对关键人群组或公众所致外照射剂量的估算提供数据资料；

（2）验证释放量符合管理限值和法规、标准的要求；

（3）监控核设施及其他辐射装置的源的状况，及时提供异常或意外情况的警告；

（4）获得环境天然本底 γ 辐射水平及其分布资料和人类实践活动所引起的环境 γ 辐射水平变化的资料。

以环境质量监测为目的的环境 γ 辐射剂量率的测量点应选择在地势平坦、开阔、无积水的裸露土壤上或有植被覆盖的地表上；至少在 10 m 直径的范围内巡测的数据不应有显著的差异；测量点离周围建筑物的距离应大于 30 m。

周围的一些天然或人为因素对测量结果的影响应予以避免,如湖海边、砖瓦堆、矿石堆、煤渣堆等附近不能选作测量点。

对于各种 γ 源、射线装置及中子发生器等,在项目竣工验收时,或进行重大维修以后,应当进行全面的监测,查明它们周围的剂量场分布。如果工作场所的辐射场比较稳定,不会轻易变化,如医用 X 射线诊断设备和机房等,此时的外照射监测频率每年 1~2 次即可。

用于场所监测的仪器,在开始测量前,应检查电池的电压是否正常,然后调好仪器零点,由最大量程开始,逐渐改变量程范围,直到出现读数为止。对指针式仪器,指针的满刻度值的 1/2 左右读数误差最小。对于射线发射时间很短促的工作场所测量(如医院诊断 X 射线机摄片时),可能由于仪表的响应时间来不及而使测量值远小于实际值。此时,可用热释光剂量计进行监测,其测得的结果比用巡测仪器测得的结果准确。

对辐射场水平变化较大,甚至无法预测的工作场所,则设置一个固定式连续工作的剂量率监测报警系统,或由工作人员佩戴一种小型剂量率测量仪是十分必要的,它可以及时报警,使工作人员免遭大剂量照射。

当工作场所辐射场存在 β 辐射或其他弱贯穿辐射时,测量时应特别小心,因很小的操作(如移动部件或方向改变)将会导致剂量率的明显变化,因此对上述弱贯穿辐射在实际监测中可能会探测不到,故最可取的方法应是接近表面进行监测。

仪器的宇宙射线响应:仪器应经国家计量部门检定,每年一次。检定后应在选定的水面上测量一次仪器的宇宙射线响应及其自身本底。该项测量应在距岸大于 1 000 m,水深超过 3 m 的湖面上的木制小船上进行,读取 50~100 个读数,或使读数平均值的误差小于 1%,测量时还应考虑到大气氡对测量数据的影响。

环境 γ 辐射剂量率由以下公式获得:

$$\dot{D}_\gamma K_\gamma \times K \times [R - (\dot{D}_c + \dot{D}_0)]$$

式中,$\dot{D}_\gamma$ 为环境 γ 辐射剂量率;R 为测量时的读数平均值;K 为测量时的仪器效率修正因子,$K = A_0/A$,A_0 与 A 分别是刻度时和测量当天的检验源读数;$\dot{D}_c + \dot{D}_0$ 为仪器的宇宙射线响应与其本底之和;K_γ 为仪器的 γ 射线刻度因子。

为便于扣除宇宙射线的贡献,应使测点的经纬度、海拔高度尽量与宇宙射线测点的保持一致。

工作场所辐射场由于不均匀或随时间而变,工作场所的测量结果不可能给出每个人在不同位置、不同姿势和取向时各个器官的当量剂量。为了安全和方便起见,可假定工作人员整个工作都处于当量剂量率最高的那一点,而不考虑他在工作场所的活动情况。只要用这种方法估计的累积剂量小于按照防护标准选定的控制限值,则工作人员实际接受的剂量当量必然会低于选定的控制限值。当然这种估算是偏安全的。

12.4.2　表面污染监测

对于非密封型放射性工作场所,表面污染监测是非常需要的。对操作、使用高毒性、高水平放射性物质或从事放射性粉尘作业的工作人员,在每次工作以后,应对他(她)的手、皮肤暴露部分及工作服、手套、鞋、帽进行表面污染监测。同时,实验室的地板,墙壁、实验台面,门窗把手处也要进行表面污染检查。另外,要对从控制区或监测区进出的物件进行检查。

表面污染监测有直接测量和间接测量两种方法。在用仪器直接测量污染物时,要注意测量探头移动不能太快(不应大于 15 cm/s),并避免探头与污染表面接触。测量时,探头与被测表面的距离应与刻度时的距离相一致。测量 β 射线时,应注意被测射线的能量与刻度时选用的 β 刻度源的区别。表面污染监测结果的最后计算方式为

$$N = (N_A - N_B)/R$$

式中,N 为表面污染物体的 α 或 β 放射性表面污染水平(Bq/cm^2);N_A 为仪器指示的总平均计数率(s^{-1});N_B 为仪器指示的平均本底计数率(对 β 射线测量,可能受 γ 射线的影响)(s^{-1});R 为表面活度响应$(s^{-1} \cdot Bq^{-1} \cdot cm^2)$。

结果评价:一般将表面污染测量结果与《电离辐射防护与辐射源安全基本标准》(GB 18871—2002)附录 B 中表 B11 的限值相比较。

如果工作场所的污染水平经常保持在限值以下,那么说明表面污染十分轻微。反之,则应采取适当措施清除污染。放射性表面污染物通常会通过摄入(食入、吸入等)途径进入人体内,放射性核素进入人体内会造成内照射危害。在评价 α 与 β 放射性表面污染监测结果时应注意,α 放射性表面污染物主要造成内照射危害;β 放射性表面污染物除造成内照射危害外,还会造成外照射危害。

此外,为了评价工作人员可能吸入放射性物质的上限,通常开展工作场所的空气污染测量,但这种监测只有在操作大量非密封放射源的车间、实验室等场所进行。

12.4.3　个人剂量监测

个人剂量监测是让工作人员佩戴个人剂量计对其所接受的辐射剂量进行的测量。进行监测的主要目的是对受照射的职业人员在一个给定周期或在一次操作过程中受到的外照射累积剂量进行判断,以评价个人受照剂量的上限,确定工作人员所接受的剂量是否符合有关标准要求;或是提供工作人员所接受剂量的变化趋势、评价工作场所防护措施的有效性以及事故照射情况下工作人员的辐射剂量以作为医学处理的剂量依据。

个人剂量计的类型有胶片个人剂量计、辐射致荧光玻璃个人剂量计、核乳胶快中子个人剂量计、固体径迹中子个人剂量计、热释光个人剂量计和袖珍直读式照射个人剂量计等。每种剂量计使用方法大同小异,目前使用最广泛的是热释光个人剂量计,下面为热释光个人剂量计的使用程序。

1) 热释光个人剂量计使用前的准备

(1) 剂量计的选择。根据现场辐射种类(β, X, γ 射线和中子等),以及它们的能量范围来选择剂量计。例如,在测量 X 射线装置和 γ 源辐射场工作人员的剂量时,选用 γ 辐射剂量计;在测量中子辐射场工作人员的剂量时,由于中子辐射场往往伴有 γ 辐射,因此要用能测量中子和 γ 射线的复合剂量计。

(2) 监测周期的确定。根据辐射场的强弱、组成剂量计的磷光体的灵敏度和衰退情况来确定监测周期,一般为 3 个月左右。

(3) 剂量计佩戴的位置。剂量计一般分为躯干剂量计和局部(四肢)剂量计。躯干剂量计一般佩戴在人体胸前,测量的剂量表示全身剂量。局部剂量计一般佩戴在头部、手部、足部等部位,测量的剂量表示局部剂量。

(4) 剂量元件准备。首先进行分散性筛选,对元件按不同灵敏度进行分组使用,根据选定的测量条件进行校准刻度。在使用前,须进行退火处理,退火后立即分发或放入铅室备用。

2) 热释光剂量计测量

热释光剂量计的测量,先后测量工作人员佩戴的剂量计和伴随剂量计的剂量值,这两个测量剂量值之差即为工作人员在一个周期内在工作场所所受的剂量。

监测剂量计所受剂量 X(mSv)可按下式计算:

$$X = (N_C - N_B - X_C)F\lambda$$

式中,N_C 与 X_C 为佩戴的剂量计和伴随剂量计用热释光测量仪测量的读数;N_B 为发光体本底读数;F 为刻度系数;λ 为衰退修正因子。

12.4.4 放射源监测

放射源的监测涉及放射源的核素鉴别、运输、使用、退役以及在此过程中源的失控(失窃、破损、熔炼)而引发的事故监测。

12.4.4.1 核素鉴别

通过测量放射源射线能量可以确定放射源的核素种类。大多数常用的密封放射源发射 γ 射线,所以往往使用 γ 谱仪来对未知的放射源进行核素鉴别。最常使用的是 NaI(Tl)和高纯锗 γ 谱仪。

12.4.4.2 放射源的运输监测

放射源的运输必须遵守《放射性物质安全运输规程》(GB 11806—2004)中的有关规定。一般包括对人员、交通运输工具、货包、工作场所的表面污染监测,环境中辐射水平、个人剂量、空气污染等的监测。

根据《放射性物品运输安全管理条例》(国务院令第 562 号)的规定,托运一类放射性物品的,托运人应当委托有资质的辐射监测机构对其表面污染和辐射水平实施监测,辐射监测机构应当出具辐射监测报告。托运二类、三类放射性物品的,托运人应当对其表面污染和辐射水平实施监测,并编制辐射监测报告。

12.4.4.3 含放射源装置的监测

1) 运行前环境辐射水平调查

在装源前进行辐射环境监测,调查范围是以放射源安装位置为中心,半径 30～300 m 以内,监测对象是环境 γ 辐射。监测布点为放射源安装位置四周室内外。监测项目是 γ 辐射空气吸收剂量率。监测频次是 1 次/年。

2) 运行期间辐射环境监测

按使用前环境辐射水平调查方案进行,并进行工作人员个人剂量监测,其中含中子放射源的设施增加监测中子剂量当量率。

12.4.4.4　放射源失控而引发事故监测

放射源失控是指丢失、被盗、违规处置或者恐怖活动等原因使之失去控制而进入环境的放射源,为了保障公众和环境安全,必须立即进行寻测。寻测失控放射源最常用的方法是车载寻测法,其主要步骤如下:

（1）了解放射源失控的原因、过程,尽可能初步确定失控放射源可能所处的区域或大致位置。

（2）尽量了解失控放射源的种类、源强和包装情况等。

（3）根据失控放射源的种类、射线类别、包装情况、所处的可疑位置及所要求的探测限等因素选择合适的监测仪器,制订合适的监测方案;如果对失控放射源的基本情况无法掌握,则要准备多种方案,先易后难,逐步排查。

（4）在进入怀疑其周围剂量率升高的区域以前,打开仪器,可以先用车载设备从最可疑位置开始逐步扫描,先确定剂量率升高的方向,沿着剂量率升高的方向逐渐逼近,通过多方向定位后,最后确定失控放射源的位置。

（5）必要时,再利用高量程长杆辐射监测仪徒步接近,最后确定放射源位置;若剂量率已超过仪器量程,可考虑采用金属探测器逐步确定放射源的位置,但此时要重点考虑对人员的辐射防护措施,以免人员受到过量照射。

（6）失控源被找到后,按操作程序放入安全容器中运走。

（7）对失控源所处位置的附近地区应进行详细的监测,确认无残留放射源或残留污染为止。

（8）因失控放射源破损造成土壤、水体等环境污染时,除进行污染水平监测外,对去污后的场地仍需进行监测,以达到审管部门的相关要求。

12.5　放射化学分析方法

辐射监测的化学方法也就是通常所说的放射化学分析(简称放化分析)方法,一般情况下,环境中的放射性核素含量很低,远远低于仪器的探测限,直接用仪器探测技术难以满足测量要求,尤其是对 α 和 β 放射性核素,很难直接用仪器准确测量,这时就需要采取放射化学的分析方法。放射化学分析是利用核素或核反应的特性及化学分离和核辐射测量的方法进行核素或元素的分析。从学科上看,它是从放射化学与分析化学中派生出来的一个分支,但放射化学分析方法的灵敏度远远超过一般的化学分析方法。

12.5.1　放射化学分析的特点

放化分析所采用的分离手段,除了反冲法外,与普通的化学分析并无本质的区别。其基本步骤都包括:样品预处理、化学分离或纯化,最后进行测量。但和普通化学分析相比,放化分析具有以下三个特点。

1) 放射性

放化分析对核素的测定通常是通过测量它们衰变放出的带电粒子或 γ 射线来实现的,所以放化分析包括化学分离和放射性的测量两部分。在涉及放射化学操作的整个过程中,放射性核素一直按照固有的速率衰变,具有放射性,要求操作人员了解放射性核素的性质和毒性,采取必要的防护措施。

2) 不稳定性

放化分析的对象是放射性核素,即使外界条件不发生变化,它们也会按其固有的规律和速度发生衰变或积聚,母体不断减少,子体逐渐增加,使研究体系具有不稳定性。为此,在放化分析过程中,需要考虑时间的因素,尤其是对短半衰期的核素,分析测量必须尽快完成。

3) 微量性

普通化学分析中待测物质一般是毫克的量级,而放射化学分析测定的核素经常达到 10^{-20} mol/L 以下,浓度极低。在放化分析中会遇到处于低浓度或超微量范围内的核素,它们具有与物质不同的状态和吸附、共沉淀和电化学特性。

12.5.2　环境样品放射化学分析的基本要求

由于放射化学具有放射性、不稳定性和微量性的三个特点,同时,由于环境样品中所含待测核素的放射性水平很低,属于低水平的放射化学,对数据的质量要求又很高,因此,一般来讲,对从事环境样品放化分析的实验室和人员具有以下基本要求:

(1) 实验室内的设备和环境应严格区分管理,保证低水平的待测样品不受沾污;

(2) 拥有长期稳定低本底的放射性测量装置,并定期进行检定、刻度和期间核查;

(3) 采用的分析程序要具有较低的空白值,并且要经常测定分析程序的空白值,检查分析测量系统是否被沾污;

(4) 采样前,要根据待测样品的大致水平和探测限的要求,计算采集样品的合理采样量和恰当的测量时间；

（5）分析人员应当具备基本的专业知识、实验技能和数理统计知识。

12.5.3　环境样品放射化学分析常用的分离方法

由于环境样品中的放射性核素含量低、共存组分多、体系较为复杂，因此，在环境样品的放射化学分析中首先进行的就是放射性物质的富集和分离。广泛应用的方法主要有共沉淀法、溶剂萃取法、色层法、离子交换法、电化学分离法和蒸馏法。本节主要介绍共沉淀法、溶剂萃取法和色层法。

1）共沉淀法

共沉淀法是利用微量物质能随常量物质一起生成沉淀的现象来进行分离、浓集和纯化微量物质的一种方法。它是放射化学中最经典的分离方法，具有方法简单、浓集系数高、可以直接制样等优点。

共沉淀现象按沉淀类型的不同分为无机共沉淀法和有机共沉淀法。根据无机共沉淀法的机理不同，又可分为共结晶共沉淀法和吸附共沉淀法。共结晶共沉淀法是利用微量物质代替沉淀物晶格上的常量物质而被沉淀的一种分离方法，它的特点是选择性高，分离效果较好，可用于微量放射性核素的分离。吸附共沉淀法是利用微量物质吸附在常量物质沉淀表面而从液相转移至固相的一种分离方法，具有可同时浓集多种放射性物质的特点。

由于放射性核素在溶液中的浓度很低，常常达不到其难溶化合物的溶度积，不能独自形成沉淀，或者即使达到了溶度积，也因浓度太低，生成的晶核不能形成大的沉淀。当溶液中引入某种常量物质并使之形成沉淀时，微量放射性核素能随常量物质一起转入沉淀。

共沉淀法中，要想获得较高的分离系数和回收率，关键在于正确选择载体和沉淀剂、使载体与被载带核素之间同位素交换完全、提高共沉淀产物的纯度这三个方面。

例如在测定环境和生物样品中的 ^{60}Co 时，常用稳定钴做载体，亚硝酸钾做沉淀剂，生成亚硝酸钴钾沉淀，以载带、浓集样品中的微量 ^{60}Co，然后将沉淀进一步纯化，测量 ^{60}Co 的放射性，进而求出样品中 ^{60}Co 的比活度。

2）溶剂萃取法

溶剂萃取法又称为液-液萃取法，它是利用不同物质在互不相容的水相和有机相中分配的不同来达到彼此分离的一种方法，是分析化学中分离提纯的一种基本技术。通常把溶于水相的某种物质转移到有机相的过程叫萃取，把该物质从有机相中再返回水相的过程叫反萃取。

溶剂萃取法具有以下优点：

（1）操作简单快速、对于微量物质的分离浓集非常有效，特别适合于短寿命放射性核素的分离；

（2）选择性好、回收率高，可用于制备无载体放射性物质以及从大量杂质中有效地分离微量放射性核素；

（3）设备简单、操作方便，易实现连续操作；

（4）相间界面不大，没有固态沉淀生成，可以克服沉淀法中会产生共沉淀现象的特点。

其缺点是有机溶剂多数都是有毒、易燃、易挥发的试剂，操作时要特别注意安全问题。

3）色层法

色层法又称为色谱法或层析法，它利用混合物中各组分在固定相和流动相中亲和力的差异，使各组分在两相之间以不同程度的分配来实现彼此分离。当流动相连续流经固定相时，各组分在两相中反复进行多次分配，从而使亲和力只有微小差别的各组分达到充分的分离。色层法具有选择性高、分离效果好、操作简便等优点，在微量物质分离方面得到了广泛的应用。按固定相的使用形式不同，色层法可分为柱色层法、纸色层法和薄层色层法。下面以萃取柱色层法为例，介绍其原理和特点。

萃取柱色层法简称萃取色层法，它是一种利用色层技术进行的液-液萃取法，将有机溶剂萃取与色层分离相结合的一种分离技术。其原理是，柱上萃取色层分离中，如果将色层柱内吸附了萃取剂的固定相看作盛有一定量有机相的小萃取器，那么，被分离物质从色层柱的顶端随淋洗液（水相）逐渐向下流动时，它们将不断地在有机相和水相之间进行萃取和反萃取。分配比小的离子，在柱上滞留的时间短，将先被淋洗下来。而分配比大的离子，滞留时间长，将后被淋洗下来。这样就达到了不同元素间的分离，分离的好坏主要决定于分离系数的大小和色层柱的分离效率。

萃取色层法兼具了溶剂萃取法的选择性好和离子交换色层法分离效率高的优点，因而在放化分析中被广泛利用。由于萃取色层法能较方便地实现多级分离，原则上讲，凡可用于液-液萃取的萃取剂都可用做固定相，因此，其分离对象遍及周期表的金属元素，尤其是对于性质相近的稀土元素和超铀元素的分离，更有其独到之处。与溶剂萃取法相比，它还可节省大量的萃取剂，色层柱还可以反复使用。这种方法的缺点是,与溶剂萃取法和离子交换法相比,其容量小,只适合于微量物质的分离;固定相会随流动相流失,从而使柱容量下降,影响柱的稳定性和分离效果。

12.6　辐射环境监测质量保证

辐射环境监测质量保证是辐射环境监测的重要组成部分,是指保证辐射环境监测数据可靠性的全部活动和措施,辐射环境监测的结果为当前特别是以后的评价工作提供可追溯和可比较的依据,辐射环境监测质量的优劣,直接影响到后续的据此做出决策的正确与否。它是一个复杂的体系,涉及与辐射环境监测相关的"人、机、料、法、环"等各个方面,包括辐射环境监测实验室与质量体系的建立、监测过程中的质量控制、监测数据的统计处理等内容。

开展辐射监测的实验室应建立并执行完善的质量体系和严格的规章制度,包括监测人员的资质管理制度、监测人员的岗位责任制、实验室安全防护制度、仪器管理使用制度、放射性物质的管理使用制度、原始数据的记录、档案管理制度等。开展放化分析的实验室,应设有操作开放性放射性物质的基本设施和辐射防护的基本设备。

辐射环境监测物理方法的质量保证工作已在前面相关章节进行过介绍,本节简要介绍采样和放化分析中的质量保证工作。

12.6.1　采样的质量保证

经验表明,采样误差往往大于分析误差,对采样和样品预处理质量保证工作如不够重视,就会给辐射环境监测工作带来严重后果。因此,必须把样品的采集到实验室分析测量作为一个整体,对其中的每一个环节都实施必要的质量控制。

采样工作开始之前,应该对采样的目的、测量的项目及采样点周围环境的状况有个清晰的了解,不同的监测对象和监测目的,对样品的要求不尽相同。采样工作要尽可能做到环境监测的最优化,从技术可行性、经济合理性和监测数据的有效性综合考虑,必要时,还要结合过去的经验,制订试运行计划,经过一段时间实践后再做必要的调整。

任何环境介质的采集都必须遵守的基本原则是样品采集的代表性、样本的均匀性和适时性。在具体操作过程中要满足以下要求:

（1）要制订操作性强的采样计划和采样程序,从采样点的布设到样品分析前的全过程都必须在严格的质控措施下进行,根据监测目的和现场具体情况确定监测项目、采样容器、设备、方法、方案、采样点的布置和采样量。

（2）采集样品的代表性与分析方法的选用同等重要,必须给予足够的重视,选择合理的采样点、避开有干扰的采样点,选择合适的采样时间和采样频次,并严格遵守各类样品的采样、包装、运输和储存的程序,防止样品成分在分析之前发生变化。

（3）采样量除保证分析用量外,应留有足够的余量,以备复查。原始样品或经过预处理的样品也应适情保存备查。

（4）采样器必须符合国家或行业技术标准的规定,对监测结果有显著影响的器具必须经过有资质部门的检定或校准。采样器使用前,必须进行清洗,防止交叉污染。

（5）样品的采集必须按照国家或行业的技术标准要求规范进行。

（6）采样人员要及时认真如实填写采样记录表、样品标签等,并签名。样品标签与样品不得分开。为保证重现性,采样记录表要包括采样点周围环境状况、经纬度、温湿度等必要的信息。

此外,样品的运输、交接和保存均要按照国家或行业规范,或本单位的质量体系文件的要求进行。

12.6.2　放化分析的质量保证

放化分析的质量控制是通过质量控制样品实施的,质量控制样品一般包括平行样、加标样和空白样。质量控制样品的组成、浓度应尽量与所分析的样品相同,其待测组分浓度应波动不大。

1) 空白样

空白样的分析是为了发现和量度样品在预处理和分析过程中的沾污而提供适当扣除本底的资料。空白样应与平行样同时进行预处理和分析。一次平行测定至少要两个空白样,平行测量的相对偏差一般不大于 50%,将所测得的两个空白实验室的均值点入质控图中进行控制。

2) 平行样

平行样的分析是为了确定分析测量的精密度,平行样应由尽可能均匀的样品来制备。根据分析方法和测量仪器的精度、样品情况和分析人员的水平来确定平行样的比例。有质量控制样并绘有质控图的项目,一般随机抽取

10％～20％的样品进行平行样测定。当同批样品数量较少时,应适当增加平行样的测定率。无质控样和质量控制图的项目,应对全部样品进行平行样测定。

3）加标回收率

根据分析方法和测量仪器的精度、样品情况和分析人员的水平,随机抽取10％～20％的样品进行加标回收率的测定。

4）盲样分析

在分析测量样品时,可由质控人员在待测样品中加入分析测量人员不知道的已知含量的样品,与待测样品同步分析。质控人员根据得出的测量结果与加入的已知量样品,根据符合程度估计该批样品分析结果的准确度。

5）实验室间比对

为了检查实验室间是否存在系统误差,可以不定期地组织有关实验室针对某些分析项目进行比对,如发现问题,及时采取必要的改正措施。

12.6.3　放射性测量装置的性能检验

放射性测量系统的工作参数(如本底、探测效率、分辨率和能量响应等),按仪器的使用要求进行性能检验,测量系统发生某些可能影响工作参数的改变,如维修或长期闲置后,期间必须进行检验。当发现某参数在预定的控制值以外时,应进行适当的校正或调整。

1）对低水平测量装置的检验

一个放射性计数装置,其本底计数满足泊松分布是它正常工作的必要条件,如明显偏离泊松分布,则必然不处于正常工作状态。因此,要定期进行本底计数是否满足泊松分布的检验,这种检验每年至少进行一次。在用仪器进行批量测量前,新仪器或检修后正式使用前也应做此检验。

2）长期可靠性检验

取自正常工作条件下代表实际定时或定数计数的常规测量的本底或效率测量值 20 个以上(不要仅在一两天的一系列重复测量中收集的),由这些数据计算平均值和标准差,绘制质控图。之后每收到一个相同测量条件下的新数据,就把它点在图上,如果它落在两条控制线之间,表示测量装置工作正常,如果落在控制线之外,表示装置可能出了一些故障,但不是绝对的,此时需要立即进行一系列的重复测量,予以判断和处理,如果大多数点落在了中心线的同一侧,表明计数器的特性出现了缓慢的漂移,需要对仪器状态进行调整,重新绘制质控图。

第 13 章

辐射环境管理

辐射环境管理的目的是保护环境,保障人体健康,促进核能、核技术的开发与和平利用,同时维护社会安宁,促进社会和谐。辐射环境管理的范围是那些不能排除或豁免的、通过管理措施可以控制的人工和天然辐射源。它既涉及对产生辐射或污染的设施或活动的管理,又涉及对辐射设施周围环境安全和公众健康的保护。

13.1 辐射环境管理体系与职责分工

辐射安全监管涉及放射性同位素和射线装置的生产、销售、进出口、使用、贮存、运输和处置等 7 个环节,每个环节的监管内容和要求不尽相同,我国经过 60 多年的发展,已逐步形成了一个完整的监管体系。

13.1.1 辐射安全监管体系的形成

我国辐射法律法规和监管体系经历了三个阶段。

第一阶段:1949—1988 年

这一阶段卫生部、公安部、国家科委颁布《放射性同位素工作卫生防护管理办法》及《放射防护标准》。辐射安全监管工作主要由卫生、公安、科委三部门管理。卫生部门发许可证,公安部门发登记证,科委准购审批。

第二阶段:1989—2002 年

1989 年国务院颁布《放射性同位素与射线装置放射防护条例》(第 44 号令);1990 年国家环保总局颁布《放射性废物管理办法》、《放射环境管理办法》(第 3 号令);辐射安全监管工作主要由卫生、公安、环保三部门管理。卫生部门发许可证、准购审批,公安部门发登记证,环保部门管涉及废水、废气、废渣的项目及放射性废源处理处置。主要管理者仍为卫生、公安部门。

第三阶段：2003—至今

这一阶段全国人大常委通过《中华人民共和国放射性污染防治法》(胡锦涛第 6 号主席令,2003 年 6 月 28 日通过);中央编办颁发《关于放射源安全监管部门职责分工的通知》〔中央编办发(2003)17 号〕;国务院颁布《放射性同位素与射线装置安全和防护条例》(国务院第 449 号令,2005 年 8 月 31 日通过)、《放射性物品运输安全管理条例》(国务院第 562 号令,2009 年 9 月 7 日通过)、《放射性废物安全管理条例》(国务院第 612 号令,2011 年 11 月 30 日通过);国家环保总局颁布《放射性同位素与射线装置安全许可管理办法》(环保总局第 31 号令,2005 年 12 月 30 日通过)、《放射性物品运输安全许可管理办法》(环保部第 11 号令,2010 年 9 月 25 日通过)、《放射性同位素与射线装置安全和防护管理办法》(环保部第 18 号令,2011 年 3 月 24 日通过)。在上述一系列法律法规的支持下,明确了国务院环境保护行政主管部门对全国放射性污染防治工作依法实施统一监督管理。在中华人民共和国境内生产、销售、使用放射性同位素和射线装置,以及转让、进出口放射性同位素的,都要按规定接受环保部门的监督管理。国务院卫生行政部门和其他有关部门依据国务院规定的职责,对有关的放射性污染防治工作依法实施监督管理。

13.1.2　辐射安全监管部门及其职责

中央机构编制委员会办公室在《关于放射源安全监管部门职责分工的通知》〔中央编办发(2003)17 号〕中明确规定了各有关部门的管理职责和分工,具体内容如下:

环保部门(核安全主管部门)负责放射源的生产、进出口、销售、使用、运输、贮存和废弃处置安全的统一监管。制定和组织实施放射源安全的法律法规和技术标准;建立并实施放射源登记管理制度;根据涉源单位提供的环境影响评价报告书(表)、辐射安全评价报告书和职业病危害评价报告书等核发辐射安全许可证,并通报同级公安部门;负责放射源的生产、进出口、销售、使用、运输、贮存和废弃处置领域从事辐射安全关键岗位工作的专业技术人员的资格管理;负责放射源的放射性污染事故的应急、调查处理和定级定性工作,并将有关情况通报国家核事故应急协调委员会;协助公安部门监控追缴丢失、被盗的放射源;组织开展放射源安全技术研究。

卫生部门负责放射源的职业病危害评价管理工作;负责放射源诊疗技

和医用辐射机构的准入管理;参与放射源的放射性污染事故应急工作,负责放射源的放射性污染事故的医疗应急。

公安部门负责对放射源的安全保卫和道路运输安全的监管;负责丢失和被盗放射源的立案、侦察和追缴;参与放射源的放射性污染事故应急工作。

商务部门会同环保部门(核安全主管部门)公布放射源进出口管理目录。

海关根据放射源进出口管理目录,验凭环保部门(核安全主管部门)核发的放射源安全许可文件办理海关进出口手续。

铁路、交通、民航部门分别负责放射源铁路、公路、水运、民航运输单位及运输工具、人员的监管。

邮政部门负责邮寄放射源的安全监督检查。

国家核事故应急协调委员会根据环保部门(核安全主管部门)确定的放射源的放射性污染事故性质和级别,负责有关国际信息通报工作。

13.1.3　环保部门的分级管理及职责

目前我国已形成了一个以国家环境保护部核与辐射安全管理司(国家核安全局)为领导,各省(市)环境保护行政主管部门的辐射监督管理单位参加的辐射安全监管网络。

国务院环境保护行政主管部门对全国放射性同位素、射线装置的安全和防护工作实施统一监督管理;负责组织制定和实施相关政策、标准、规章等;负责放射源生产、进出口环节管理;对重点辐射源单位进行监管。

省级、直辖市、自治区环境保护行政主管部门,对本行政区域内放射性同位素、射线装置的安全和防护工作实施监督管理;负责相关政策、标准、规章等落实;负责转让、转移环节的管理。

各市、县级环境保护行政主管部门,可以受省级环保部门的委托开展相关许可审批工作,并和同级其他有关部门,按职责分工,各负其责互通信息,密切配合,对本行政区域内核技术利用等工作中的放射性污染防治进行监督检查。

13.1.4　核技术利用单位的具体职责

《中华人民共和国放射性污染防治法》和《放射性同位素与射线装置安全和防护条例》对核技术利用企业的安全责任做了明确和具体的要求,即核技术利用单位应当对本单位的放射性同位素、射线装置的安全和防护工作负责,并依法对其造成的放射性污染或危害承担责任与应急处置费用。因此核技术利用单位对本单位的放射性污染的预防和治理负责,发生污染事件,要负责污染的治理和恢复;如果有人员受到异常照射,要负责对受照人员的救治;如有相关财产损失要负责相关民事赔偿责任。

从预防角度来看,核技术利用单位应承担如下责任。

(1)确立符合《中华人民共和国电离辐射防护与辐射源安全基本标准》有关要求的防护与安全目标。

(2)必须采取安全与防护措施,预防发生可能导致放射性污染的各类事故,避免放射性污染危害。

(3)应当对直接从事生产、销售、使用活动的工作人员进行安全和防护知识教育培训,并进行考核,考核不合格的,不得上岗。

(4)应当严格按照国家关于个人剂量监测和健康管理的规定,对直接从事生产、销售、使用活动的工作人员进行个人剂量监测和职业健康检查,建立个人剂量档案和职业健康监护档案。

(5)应当按照国家环境监测规范,对相关场所进行辐射监测,并对监测数据的真实性、可靠性负责。

(6)应当加强对本单位放射性同位素与射线装置安全和防护状况的日常检查和年度评估。发现有安全隐患的,应当立即进行整改;安全隐患有可能威胁到人员安全或者有可能造成环境污染的,应当立即停止辐射作业并报告发放辐射安全许可证的环境保护主管部门,经发证机关检查核实安全隐患消除后,方可恢复正常作业。

(7)单位需要终止核技术利用的,应当事先对本单位的放射性同位素和放射性废物进行清理登记,作出妥善处理,不得留有安全隐患。

(8)应当根据可能发生的辐射事故的风险,制订本单位的应急方案,做好应急准备。一旦发生辐射事故或者运行故障,应当按照应急预案的要求,立即制订事故或者故障处置实施方案,并在当地人民政府和辐射安全许可证发证机关的监督、指导下实施具体处置工作。

13.2 环境保护行政主管部门的管理内容

国家对辐射环境管理实行二级审批三级管理制度。按管理的内容不同进行分类与分级。

1）辐射安全许可

国务院环境保护行政主管部门负责全国生产放射性同位素、销售和使用
Ⅰ类放射源、销售和使用Ⅰ类射线装置单位的许可证审批和发放；其他类别的
辐射安全许可证由省一级环保部门负责发放，省一级环保部门根据需要可以
委托下一级环保部门发放，如上海市环保局依据地方政府令委托区县环保部
门发放Ⅳ～Ⅴ类放射源和Ⅲ类射线装置单位的辐射安全许可证。

2）放射性同位素转让审批

由省一级环保部门负责审批，省一级环保部门根据需要可以委托下一级
环保部门审批，如上海市环保局委托区县环保部门审批部分Ⅳ～Ⅴ类放射源
转让。

3）放射性同位素进出口审查批准

由国务院环境保护行政主管部门负责列入限制进出口放射性同位素目录
的放射性同位素审查批准。

4）放射性同位素备案

由省一级环保部门负责，省一级环保部门根据需要可以委托下一级环保
部门备案，如上海市环保局委托区县环保部门负责部分Ⅳ～Ⅴ类放射源备案。

5）核技术利用项目（包括退役）环境影响评价与验收

由省一级环保部门负责，省一级环保部门根据需要将审批权下放至下一
级环保部门，如上海市将Ⅳ～Ⅴ类及Ⅲ类射线装置辐射项目的环境影响评价
与验收下放至区县环保部门审批。

6）辐射工作上岗人员的培训机构的资质管理

省级以上人民政府环境保护主管部门对从事辐射安全培训的单位进行评
估，择优向社会推荐。环境保护部评估并推荐的单位可以开展高级、中级和初
级辐射安全培训；省级人民政府环境保护主管部门评估并推荐的单位，可以开
展初级辐射安全培训。

7）监督检查

省级以上人民政府环境保护主管部门应当对其依法颁发辐射安全许可证
的单位进行监督检查。省级以上人民政府环境保护主管部门委托下一级环境
保护主管部门颁发辐射安全许可证的，接受委托的环境保护主管部门应当对
其颁发辐射安全许可证的单位进行监督检查。同时依属地监管原则，县级以
上地方人民政府环境保护行政主管部门，有对本行政区域内核技术利用进行
监督检查的责任。

13.3　核技术利用单位安全管理要求

核技术利用单位必须向环保部门申请并获得辐射安全许可证,办理相关的许可手续,建立相应的安全管理制度,采取辐射防护措施和安全保护手段。

13.3.1　核技术利用单位须办理的审批、许可与备案事项

1) 编制环境影响评价文件报环保部门审查批准

辐射工作单位在申请领取辐射安全许可证前,根据本单位项目内容,参照《放射性同位素与射线装置安全许可管理办法》第九条～第十一条的规定,编制环境影响评价文件(其中环境影响报告书、表必须委托有资质的环评单位编制)。编制的环境影响评价文件必须报环保部门审查批准。

2) 申请辐射安全许可证

根据辐射工作种类和范围的级别向国家环境保护部或省级环境保护主管部门申请许可证。一个单位只需申请一个许可证,如某个放射性同位素使用单位同时拥有Ⅰ类、Ⅱ类和Ⅲ类放射源,只需向环境保护部申请,环境保护部在审批使用Ⅰ类放射源许可证时,同时审批使用Ⅱ类和Ⅲ类放射源的条件。持证单位只能从事许可证上规定种类或范围内的活动,如从事的活动改变了原许可种类或范围,或者有新建、改建、扩建辐射工作场所等情况,都需重新申请许可证。

3) 放射源进出口及国内转让审批

负责办理进口手续的单位在进口列入限制进出口目录的放射性同位素之前,应当填写"放射性同位素进口审批表"到国务院环境保护行政主管部门办理审批手续后,由国务院对外贸易主管部门签发进口许可证;负责办理出口手续的单位在出口放射源之前,应当填写"放射性同位素出口表"到国务院环境保护行政主管部门办理相关手续。除进出口外,放射性同位素所有权和使用权在不同持有者之间转移时,转入方应当填写"放射性同位素转让审批表",凭辐射安全许可证至所在地省级环境保护行政主管部门或受委托的市区级环保部门办理审批手续。

4) 申请建设项目放射防护设施竣工环境保护验收

放射防护设施是指在放射工作场所用以保护工作人员与公众、防止放射性污染、辐射监测、辐射屏蔽以及按规定对产生的放射性废物进行收集、包装、

贮存的设施设备,包括放射性工作场所入口控制设备、安全联锁装置、报警装置或者工作信号等。核技术利用单位的放射防护设施竣工后,应按项目类别向具有审批权的环境保护行政主管部门提出竣工验收申请,委托有资质的辐射环境监测站编制竣工验收监测报告。验收合格后,主体工程方可投入生产或使用。

5) 放射源备案与登记

国家实行放射源身份管理制度。放射源进口单位应对所进口的每个放射源刻制明确的标号,并根据国务院环保部门制定的编码规则进行统一编码。在放射源本体或密封包壳体上刻制放射源编号,放射源的包装容器和含放射源的设备上应当设置明显的放射性标识、放射源编码、活度、出厂日期和中文警示说明。

核技术利用单位应按照放射性同位素与射线装置安全和防护条例,在放射源转让前办理转让手续,放射源转出、转入、转移、废源回收及进出口单位按规定向省级环保主管部门或受委托的市区级环保部门办理备案手续。放射性同位素生产单位、放射性同位素产品台账和放射源编码清单应报国务院环境保护主管部门备案。通过备案将放射源信息纳入"国家核技术利用辐射安全管理系统"管理。

6) 年度评估

生产、销售、使用放射性同位素和射线装置的单位,应当对本单位的放射性同位素、射线装置的安全和防护状况进行年度评估,发现有安全隐患的,应当立即进行整改,并按规定在每年 1 月 31 日前向环保部门提交上一年度的辐射安全评估报告。年度评估报告应当包括放射性同位素与射线装置台账、辐射安全和防护设施的运行与维护、辐射安全和防护制度及措施的建立和落实、事故和应急处理以及档案管理等方面的内容。

7) 辐射项目的退役

辐射项目退役,非密封型放射性同位素、Ⅰ～Ⅲ类放射源及产生放射性污染的射线装置应编制退役环境影响报告书(表)和退役实施方案,对核技术应用设施及辐射项目退役进行环境质量和污染源项的监测,报原项目环评审批的环境保护行政主管部门审批。核设施退役放射性环境影响报告书和退役实施方案,由省级环境保护行政主管部门提出书面意见后,报国家环境保护行政主管部门审批。

辐射项目退役应经审批退役放射性环境影响报告书(表)和退役实施方案

的环境保护行政主管部门组织验收,并注销《辐射安全工作许可证》中的该辐射项目。

13.3.2　核技术利用单位辐射防护措施和安全保卫要求

1) 设施和设备的辐射防护要求

核技术利用单位放射源及放射性废物暂存场所、辐射工作场所和设备应符合辐射安全防护和环境保护的相关标准和要求;相关场所应设置明显的电离辐射警示标志和中文警示标识;配备必要的个人防护用品(如各类防护服、防护围裙、防护手套、防护面罩、个人剂量计、报警仪等)及监测仪器。

2) 放射性同位素的安全保卫要求

核技术利用单位设有专门安全和防护机构或者专职、兼职安全和防护管理人员,建立完善的安全保卫制度,以确保放射源在企业内的安全传递。放射性同位素在生产、销售、进出口、使用、贮存、运输和处置等各个环节中都必须指定专人负责,落实安全责任制。放射性同位素的使用环节必须要做到定期检修与检测,做好使用记录,涉及野外使用的必须要保证有两人以上的工作人员,工作期间放射源或射线装置必须有专人监视;放射性同位素的贮存环节必须要求单独存放,采取有效的防火、防盗、防射线泄漏的安全防护设施,落实双人双锁措施,贮存、领取、使用、归还放射性同位素时,应当进行登记、检查,做到账物相符,并进行定期盘存;放射性同位素运输环节必须使用专用车辆,并在运输前按照国家相关规定开展放射性同位素货包的检测,指定专人押运,确保运输过程的安全。

13.3.3　建立相应的安全管理制度

核技术利用单位应建立保证辐射工作安全所需要的管理机构和相应的安全管理制度,如放射源和射线装置的操作规程、岗位职责、辐射防护和放射性同位素安全保卫制度、设备检修维护制度、放射性同位素使用登记制度、人员培训计划(制度)、监测方案、生产销售单位的台账管理制度、辐射事故应急响应预案等,明确相应安全责任。

1) 辐射防护和安全保卫制度

应明确有关安全保卫、辐射防护、使用维护的相关责任和具体要求。明确按照国家有关规定设置明显的电离辐射警示标志,按照国家有关安全和防护标准的要求,设置安全和防护设施以及必要的防护安全联锁、报警装置或者工作信号。明确射线装置的生产调试和使用场所具有防止误操作、防止工作人员和公众受到意外照射的安全措施。明确放射性同位素应当单独存放,不得与易燃、易爆、腐蚀性物品等一起存放,并指定专人负责保管。明确在室外、野外使用放射性同位素和射线装置的,应当按照国家安全和防护标准的要求划出安全防护区域,设置明显的电离辐射警示标志,必要时设专人警戒。明确使用放射性同位素和射线装置进行放射诊疗的医疗卫生机构,制订与本单位从事的诊疗项目相适应的质量保证方案,遵守质量保证监测规范,按照医疗照射正当化和辐射防护最优化的原则,避免一切不必要的照射,并事先告知患者和受检者辐射对健康的潜在影响。明确金属冶炼厂回收冶炼废旧金属时,应当采取必要的监测措施,防止放射性物质熔入产品中。监测中发现问题的,应当及时通知所在地设区的市级以上人民政府环境保护主管部门。

2) 岗位职责

建立专职或兼职的辐射安全管理机构,明确辐射安全管理人员与辐射操作人员的岗位、具体工作内容与职责,把安全责任落实到人。

3) 辐射事故应急制度

应具备辐射事故应急预案和事故报告制度,指定专人负责,落实安全责任制,制定必要的事故应急措施。建立内部报告和向行政主管部门报告的制度,发生放射源丢失、被盗和放射性污染事故时,有关单位和个人必须立即采取应急措施,发生事故后应最迟在一小时内向环保、卫生和公安行政主管部门报告。辐射事故应急制度中还必须列出监管部门及其联系人的电话号码,以便及时报告。

辐射事故应急制度应包括以下内容:

(1) 应急机构和职责分工;

(2) 应急人员的组织、培训以及应急救助的装备、资金、物资准备;

(3) 辐射事故分级与应急响应措施;

(4) 辐射事故调查、报告和处理程序。

4) 操作规程

应按规定建立与所从事辐射工作相对应的操作规程。

5) 工作人员安全培训制度

应建立核技术应用单位内部培训制度,明确每年定期对本单位辐射工作人员开展安全培训的时间和频度,内容应包括管理规章制度、相关法律法规、环保等主管部门文件精神、辐射防护知识等。应明确参加环保主管部门组织的辐射安全培训，凭环保部门颁发的辐射安全合格证上岗。

6）监测方案

核技术利用单位应具有保证放射源安全所需要的辐射防护管理人员和技术人员，监测人员持证上岗；具备与核技术应用规模相适应的监测能力和手段，能对辐射工作场所实行辐射环境监测，对辐射工作人员实行个人剂量监测。使用放射性同位素和射线装置进行放射诊疗的医疗卫生机构，还应当根据国务院卫生主管部门有关规定和国家标准，制订与本单位从事的诊疗项目相适应的质量保证方案，遵守质量保证监测规范，按照医疗照射正当化和辐射防护最优化的原则，避免一切不必要的照射，并事先告知患者和受检者辐射对健康潜在的影响。

金属冶炼厂回收冶炼废旧金属时，应当采取必要的监测措施，防止放射性物质熔入产品中。监测中发现问题的，及时通知辐射环境保护主管部门。

应明确内部监测方案，按有关规定和实际情况对辐射工作场所定期开展内部监测，建立与核技术应用规模相适应的监测能力和手段，配置与所开展辐射工作相适应的仪器设备，做好监测仪器设备的检定工作，确保仪器始终处在正常工作状态。确定监测的内容（包括所有的射线项目）、位置地点、时间和频度，并做好记录备查。应明确按规定每年向环保部门提交一份有资质单位出具的检测报告。

7）工作人员管理要求

具有与所从事的生产、销售、使用活动规模相适应的、熟悉国家有关政策法规和具备相应专业知识和防护知识及健康条件的专业技术人员；建立职工的个人剂量档案和个人健康监护档案；主管人员和业务人员必须经过专业培训、考核，合格后方可从事相关业务工作。依据工作岗位的不同，环保部第18号令把辐射安全培训分为高级、中级和初级三个级别。

8）建立放射源登记台账制度，实时记录放射源使用状况

核技术利用单位应建立放射源管理和放射源登记台账。做到进出本单位的放射源数量相符。放射源购买、更新、处置时，要按规定办理相应的放射源转让批准、放射源备案登记、申报登记和许可证变更等手续。

核技术利用单位应对本单位的辐射安全管理负责，并建立相关的辐射安全管理档案，接受环境保护行政主管部门的监督检查。

13.3.4　辐射安全与防护的检查

生产、销售、使用放射性同位素与射线装置的单位,应当加强对本单位放射性同位素与射线装置安全和防护状况的日常检查。发现有安全隐患的,应当立即整改;安全隐患有可能威胁到人员安全或者有可能造成环境污染的,应当立即停止辐射作业并报告发放辐射安全许可证的环境保护主管部门,经发证机关检查核实安全隐患消除后,方可恢复正常作业。监管部门的监督检查不能代替核技术利用单位的日常检查。核技术利用单位作为辐射安全第一责任人,应制订定期检查制度,并落实检查责任和做好相关检查记录。

13.4　放射性同位素的安全管理

核技术利用单位必须依据其依法取得的辐射安全许可证(以下简称《许可证》)的许可范围与内容开展生产、销售、使用放射性同位素活动,申请放射性同位素转让审批的量不能超出许可范围,并且只能在许可的场所内才能使用,如使用时可能对工作场所产生污染的,该场所终止使用并办理退役手续。

13.4.1　辐射安全许可管理

核技术利用单位在申请《许可证》前,需按照国家有关法律、法规的要求,办理辐射项目环境影响评价手续,并向环境保护行政主管部门提交《许可证》申请表。核技术利用单位凭《许可证》向环境保护行政主管部门办理放射源转让手续,放射源生产、销售单位必须核验核技术利用单位提交的省级环境保护行政主管部门发放的放射源转让批准文件后方可销售放射性物质,涉及放射性物质进出口还须向国家环境保护部办理相关手续。涉及放射性物质运输的,在运输前必须对货包进行放射性剂量检测,经检测合格的方可上路运输。放射源到货后要及时向环境保护行政主管部门办理环保设施竣工验收手续,完成转让活动后 20 日内到当地省级环境保护主管部门办理放射源备案手续。辐射工作安全许可管理流程如图13-1所示。

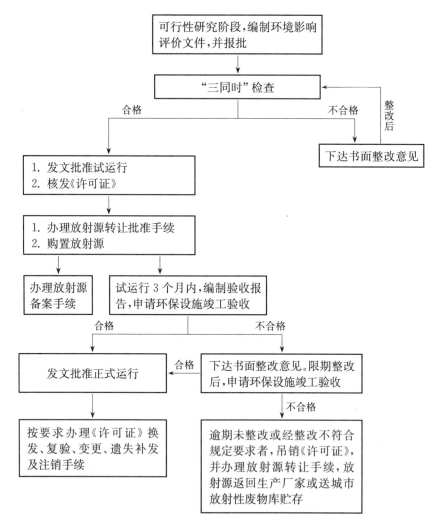

图 13-1　辐射工作安全许可管理程序

13.4.2　放射性同位素转让批准、备案和身份管理

13.4.2.1　放射性同位素转让批准和备案制度

放射性同位素转让前,转入单位必须向所在地环境保护行政主管部门申请转让批准手续,转让活动结束后要及时办理备案手续。

1) 放射性同位素的转让批准

核技术利用单位凭转出、转入单位持有与所从事活动相符的《辐射安全许可证》、转入单位具有放射性同位素使用期满后的处理方案、转让双方已经签订的书面转让协议及放射性同位素转让审批表,向颁发《许可证》的环境保护行政主管部门申请放射源的转让批准,核技术利用单位据此进行放射性同位素的转让与备案。

2) 放射性同位素备案方法

放射性同位素的转出、转入单位应当在转让活动完成之日起 20 日内,分别向其所在地省、自治区、直辖市人民政府环境保护主管部门备案。持有放射源单位将废旧放射源交回生产单位、返回原出口方或者送交放射性废物集中贮存单位贮存的,应当在该活动完成之日起 20 日内向其所在地省、自治区、直辖市人民政府环境保护主管部门备案。放射源进出口单位在完成进出口活动之日起 20 日内,向其所在地省、自治区、直辖市人民政府环境保护主管部门备案。使用放射性同位素的单位需要将放射性同位素转移到外省、自治区、直辖市使用的,应当于活动实施前 10 日内持许可证复印件向上述使用地环境保护主管部门备案,书面报告移出地省级环境保护主管部门,并接受使用地环境保护主管部门的监督管理,使用单位应当在活动结束后 20 日内到使用地省级环境保护主管部门办理备案注销手续,并书面告知移出地省级环境保护主管部门。

13.4.2.2　放射源身份管理制度

放射源身份管理制度是放射源安全监管体系的有效组成部分之一。凡在中华人民共和国境内使用的放射源（Ⅴ类以上,含Ⅴ类）均应具有唯一编码（类似于居民身份证号码）。通过放射源唯一编码可知道放射源生产的国家和单位、放射源核素名称、源生产年份、源生产的序列号或批次号以及放射源类型等。实施放射源身份管理,能更好地实现信息共享,从放射源源头控制放射源,从而最大限度地防止无主源及失控源的产生,加强放射源安全管理。

放射源身份管理制度自 2005 年 1 月 1 日 0 时起执行,所有新出厂或进口的放射源由生产单位或进口单位负责如实填写"放射源编码卡";对于 2005 年 1 月 1 日 0 时前出厂或进口的放射源,由省级环境保护行政主管部门编码,涉源单位向所在地省级环境保护行政主管部门申领编码,并如实填写"放射源编码卡"。同时应在放射源的包装容器和含放射源的设备的明显位置悬挂放射源编码。

自 2005 年 1 月 1 日起,不得生产、进口、销售、使用、运输没有按《放射源编码规则》编码的放射源。

放射源编码卡样式如下:

（1）字体均为五号宋体字，不能手写。

（2）放射源与容器永久固定在一起的，编码卡应做成铭牌，固定在容器明显位置。其他情况做成可悬挂式。

（3）编码卡材料要适合存档和长期保存。

（4）卡标准尺寸为 5.6 cm×9 cm，可根据容器大小按比例调整尺寸。

图 13 - 2 为放射源编码卡示例。

核素名称	
出厂活度	_____贝可
出厂日期	年　　　月　　　日
生产厂家	
源外形尺寸	
厂家编号	
国家编码	

图 13 - 2　放射源编码卡

13.4.3　放射性同位素的销售管理

放射性同位素（包括含放射源的仪器设备）的生产、销售单位应按规定办理许可证，建立放射性同位素销售台账。销售单位在购入放射性同位素前办理放射性同位素转让批准手续，在购入放射性同位素活动完成后 20 日内向所在地的省级环境保护主管部门备案。在销售放射性同位素时，销售单位须凭对方单位所在地省级环保部门审批同意的放射性同位素转让审批表及对方单位辐射安全许可证方可将放射性同位素销售给对方。转让活动完成后，双方应当在转让活动完成之日起 20 日内，分别向其所在地省、自治区、直辖市人民政府环境保护主管部门备案。

省级环境保护行政主管部门接到核技术利用单位转让放射性同位素申请后，应在自受理之日起 15 个工作日内完成审查，符合条件的予以批准，不符合条件的，书面通知申请单位并说明理由。

核技术利用单位应当选择有资质的单位承担放射源转移运输工作，放射源运输前要委托辐射环境监测部门对含放射源的货包进行检测，并提供相关检测报告。

13.4.4　放射性废物(废源)管理

《中华人民共和国放射性污染防治法》第三十二条规定：

"生产、使用放射性同位素和射线装置的单位,应当按照国务院环境保护行政主管部门的规定对其产生的放射性废物进行收集、包装、贮存。

生产放射源的单位,应当按照国务院环境保护行政主管部门的规定回收和利用废旧放射源;使用放射源的单位,应当按照国务院环境保护行政主管部门的规定将废旧放射源交回生产放射源的单位,或者送交专门从事放射性固体废物贮存、处置的单位。"

13.4.4.1　放射性废物的管理要求

1) 废旧放射源的管理要求

生产、进口放射源的单位销售Ⅰ类、Ⅱ类、Ⅲ类放射源给其他单位使用的,应当与使用放射源的单位签订废旧放射源返回协议;使用放射源的单位应当按照废旧放射源返回协议规定将废旧放射源交回生产单位或者返回原出口方。确实无法交回生产单位或者返回原出口方的,送交有相应资质的放射性废物集中贮存单位贮存。

使用放射源的单位应当按照国务院环境保护主管部门的规定,将Ⅳ类、Ⅴ类废旧放射源进行包装整备后送交有相应资质的放射性废物集中贮存单位贮存。

2) 放射性废物的管理要求

放射性废物不同于一般废物,必须严格管理。放射性废物的安全管理,应当坚持减量化、无害化和妥善处置、永久安全的原则。核技术利用单位应当及时将其产生的废旧放射源和其他放射性固体废物,送交取得相应许可证的放射性固体废物贮存单位集中贮存,或者直接送交取得相应许可证的放射性固体废物处置单位处置。

(1) 放射性废物的定义。

放射性废物是指含有放射性核素或者被放射性核素污染,其放射性核素浓度或者比活度大于国家规定的清洁解控水平、预期不再使用的废弃物。

含人工放射性核素、比活度大于 2×10^4 Bq/kg,或天然放射性核素、比活度大于 7.4×10^4 Bq/kg 的污染物,应视为放射性废物。

(2) 放射性废物、废液的处置规定。

在《中华人民共和国放射性污染防治法》中规定,产生放射性固体废物的单位,应当按照国务院环境保护行政主管部门的规定,对其产生的放射性固体废物进行处理后,送交放射性固体废物处置单位处置,并承担处置费用。设立专门从事放射性固体废物贮存、处置的单位,必须经国务院环境保护行政主管部门审查批准,取得许可证。禁止未经许可的有关单位从事贮存、处置放射性固体废物的活动。禁止将放射性固体废物提供或者委托给无许可证的单位贮存、处置。

产生放射性废液的单位,必须按照国家放射性污染防治标准的要求,应当对其产生的不能经过净化排放的放射性废液进行处理,转变为放射性固体废物。

13.4.4.2 放射性废物的收贮要求与收贮程序

1) 放射性废源的收贮要求

核技术利用单位不得私自处置废放射源。在发生下列情况之一时,必须对源的收贮提出申请:

(1) 已闲置 3 个月以上,预期不再使用的放射源;

(2) 源的安全达不到有效保障;

(3) 已失去原使用价值的废源;

(4) 使用单位生产工艺改变、转产、关闭,不再使用的放射源;

(5) 放射源生产单位关闭时,留存的放射源;

(6) Ⅳ,Ⅴ类放射源或无法退回原生产厂家的放射源。

申报放射源报废收贮时,同时需提交以下书面文件资料:

(1) 源的相关证书(注明源编码卡编号、活度、核素名称、购置时间等);

(2) 拟收贮的时间;

(3) 包装情况说明;

(4) 退役环境影响报告文件。

2) 放射性固体废物的收贮要求

(1) 将放射性废物分类收集、包装;

(2) 放射性废物应干燥,游离液体率不大于 1%;

(3) 严禁将放射性废物混装到一般垃圾中;

(4) 实验动物尸体应固化;

(5) 放射性固体废物应装到 60 L 的玻璃钢桶中;

(6) 包装容器外表面的污染水平为:α 放射性小于 $0.04\,\mathrm{Bq/cm^2}$;β 放射性小于 $0.4\,\mathrm{Bq/cm^2}$;

(7) 距包装容器的表面剂量率不超过 $0.1\,\mathrm{mSv/h}$。

13.4.4.3　放射性废物(源)收(送)贮程序

放射性废源、废物收(送)贮程序如下所述。

(1)产生放射性废物的单位,应到所在城市放射性废物库管理单位(如上海为上海市辐射环境监督站)办理申请手续,并按照《城市放射性废物管理办法》对废物进行收集、包装和贮存。

(2)放射性废物应由城市放射性废物库管理单位定期派专人和专用车辆到产生单位收运。

(3)收贮放射源时应对使用单位提供的包装容器进行检查和检测,并对放射源特性参数、放射性废物、废液的有关资料进行核查。

(4)产生放射性废物、废液的单位填写登记卡片,并签订放射性废物送贮协议书。

(5)收贮单位派专用车辆到使用单位收贮放射性废物(源)。

(6)入库废物应逐一检查验收,处置单位和产生放射性废物、废液的单位均将盖有公章的登记卡片存档。

(7)送贮放射性废物的单位,应按有关规定,一次交清废物送贮费用。

(8)废放射源收贮后在 20 日内,核技术利用单位向省级环境保护主管部门办理备案手续,有关辐射环境保护部门及时在"国家核技术利用辐射安全管理系统"中备案该源的收贮情况,使放射源在生产—销售—使用—收贮等阶段均处于受控状态。

13.4.4.4　城市放射性废物库

根据国务院的授权,国务院环境保护行政主管部门组织各省、自治区、直辖市环境保护部门建设了城市放射性废物库,并取得放射性固体废物贮存许可证。它的作用是把分散的放射性废物、废源集中收贮,以消除放射性污染隐患。城市放射性废物库按《放射性废物安全管理条例》的要求运行。

(1)高于基本标准豁免值或者放射源分类表的Ⅴ类源下限含源设备的使用豁免由环保部审批。

(2)低于基本标准豁免值或者放射源分类表的Ⅴ类源下限的放射源,放射性物质、射线装置的使用豁免由省级环保厅(局)审批。

13.5　辐射环境影响评价及相关手续

环境影响评价,是指对规划和建设项目实施后可能造成的环境影响进行分析、预测和评估,提出预防或者减轻不良影响的对策和措施,进行跟踪监测的方法与制度。环境影响报告书、环境影响报告表或环境影响登记表,则是环境影响评价的文字表现形式。核技术利用单位将环境影响评价文件提交有审批权的环境保护行政主管部门后,环境保护行政主管部门根据建设单位的申请书、环境影响报告书(表),组织专家评审。根据专家评审意见,办理建设项目批准手续,提出书面批复意见。

13.5.1　环境影响评价制度的特点

环境影响评价制度的主要特点如下所述。

(1)以法律强制作用保障"预防为主"政策的执行,与"三同时"制度连接在一起成为控制新污染的主要制度。

(2)纳入了基本建设程序,在建设程序上保证环境与经济的协调发展。

(3)建设单位、评价单位等执行环境影响评价制度的主体职责权限比较明确,操作性强。

(4)采取区别对待的政策,简化管理程序。对环境影响较大的建设项目必须编制环境影响报告书,对环境影响较小的建设项目可以只填报环境影响报告表或登记表。

(5)实用性强。可对优化选址布局、工程设计、防治措施、生产管理与环境管理等提供有针对性的指导和决策依据。

(6)实行评价资格审核认定制。从事建设项目环境影响评价工作的单位,必须取得国务院环境保护行政主管部门颁发的资格证书,按照资格证书规定的等级和范围,从事建设项目环境影响评价工作,并对评价结果负责。

13.5.2　环境影响评价的规定

《中华人民共和国放射性污染防治法》第二十九条规定:"生产、销售、使用放射性同位素和加速器、中子发生器以及含有放射源的射线装置的单位,应当在申领许可证前编制环境影响评价文件,报省、自治区、直辖市人民政府环境保护行政主管部门审查批准;未经批准,有关部门不得颁发许可证。"

根据《中华人民共和国环境影响评价法》的规定,建设项目环境影响评价文件分为环境影响报告书、环境影响报告表、环境影响登记表三种类型。环境影响报告书、环境影响报告表应委托有相应资质(可以开展辐射项目环境影响评价)的机构编制,环境影响登记表可以自行填报。辐射建设项目的环境影评价文件完成后,应报相关的环境保护行政主管部门审查。

从事辐射环境影响评价的机构根据《中华人民共和国环境影响评价法》、《辐射环境保护管理导则核技术应用项目环境影响报告书(表)的内容和格式》、《电离辐射防护与辐射源安全基本标准》以及有关的大气、水等环境评价技术导则进行核技术应用环境影响评价。

对于辐射建设项目应该编制何种类型的环境影响评价文件,《放射性同位素与射线装置安全许可管理办法》(国家环保总局第 31 号令)第九条~第十一条有明确的要求。

13.5.3　"三同时"制度

环境保护的"三同时"制度,是指新建、改建、扩建的基本建设项目、技术改造项目、区域开发项目或自然资源开发项目,其防治环境污染和生态破坏的设施,必须与主体工程同时设计、同时施工、同时投产或使用的制度,简称"三同时"制度。

"三同时"制度的主要特点是: ① 具有较强的法律强制力,所有适用对象都必须遵守,如违反,不论是否对环境造成污染后果,都要受到法律制裁。② 环境管理紧密结合基本建设项目的设计、施工和竣工验收的三个程序,并提出时间要求。

对于核技术应用项目的"三同时",《中华人民共和国放射性污染防治法》是这样规定的:"新建、改建、扩建放射性工作场所的放射性防护设施应当与主体工程同时设计、同时施工、同时投入使用。"也就是说,对放射性同位素的生产、销售、使用、贮存的场所和射线装置的生产、销售、使用、贮存的场所,在其新建、改建或扩建时,该场所的辐射监测、辐射屏蔽以及按规定对产生的放射性废物的收集、包装、贮存的设施设备,包括放射工作场所入口控制设备、安全联锁装置、报警装置或者工作信号等均应与主体工程同时设计、同时施工、同时投入使用。

13.5.4　竣工验收制度

建设项目竣工环境保护验收,是指建设项目竣工后,环境保护行政主管部门根据《建设项目竣工环境保护验收管理办法》规定,依据环境保护验收监测或调查结果,并通过现场检查等手段,考核该建设项目是否达到环境保护要求的活动。竣工验收是监督落实环境保护设施与建设项目主体工程同时投产或者使用,以及落实其他需配套采取的环境保护措施的重要制度。

竹工验收有如下内容。

(1) 与建设项目有关的各项环境保护设施,包括为防治污染和保护环境所建成或配备的工程、设备、装置和监测手段,各项生态保护设施。

(2) 环境影响报告书(表)或者环境影响登记表和有关项目设计文件规定应采取的其他各项环境保护措施。

建设项目的主体工程完工后,其配套建设的环境保护设施必须与主体工程同时投入生产或者运行。需要进行试生产的,其配套建设的环境保护设施必须与主体工程同时投入试运行。建设项目试生产前,建设单位应向有审批权的环境保护行政主管部门提出试生产申请。对国务院环境保护行政主管部门审批环境影响报告书(表)或环境影响登记表的非核设施建设项目,由建设项目所在地省、自治区、直辖市人民政府环境保护行政主管部门负责受理其试生产申请,并将其审查决定报送国务院环境保护行政主管部门备案。

第 14 章
辐射事故管理

辐射事故是指放射性同位素和射线装置在生产、使用、运输、处置等过程中，由于管理失误或操作不当等原因，发生的人员超剂量照射、放射源丢失、被盗、失控及其引起的放射性污染事故，导致工作人员、公众受到意外的、非自愿的异常照射。

为加强辐射事故的管理，及时有效地处理辐射事故，减轻事故造成的不良后果，辐射事故的管理实行"分级管理和报告、立案调查制度"。

14.1 辐射事故分级

根据辐射事故的性质、严重程度、可控性和影响范围等因素，从重到轻将辐射事故分为特别重大辐射事故、重大辐射事故、较大辐射事故和一般辐射事故四个等级。

特别重大辐射事故是指Ⅰ类、Ⅱ类放射源丢失、被盗、失控造成大范围严重辐射污染后果，或者放射性同位素和射线装置失控导致3人以上（含3人）急性死亡。

重大辐射事故是指Ⅰ类、Ⅱ类放射源丢失、被盗、失控，或者放射性同位素和射线装置失控导致2人以下（含2人）急性死亡或者导致10人以上（含10人）急性重度放射病、局部器官残疾。

较大辐射事故是指Ⅲ类放射源丢失、被盗、失控，或者放射性同位素和射线装置失控导致9人以下（含9人）急性重度放射病、局部器官残疾。

一般辐射事故是指Ⅳ类、Ⅴ类放射源丢失、被盗、失控，或者放射性同位素和射线装置失控导致人员受到超过年剂量限值的照射。

14.2　事故报告

辐射事故实行事故报告制度。

（1）发生或发现辐射事故时，生产、销售、使用放射性同位素和射线装置的单位或个人应当立即采取应急措施，并立即向当地环境保护主管部门、公安部门、卫生主管部门报告。事故报告最迟不得超过两小时。任何单位和个人不得隐瞒事故，不得拖延不报或者谎报。

事故单位应当在事故发生或发现后 12 小时内按规定填写《放射源事故报告表》，报送当地环保、公安、卫生部门。

（2）环境保护主管部门、公安部门、卫生主管部门接到辐射事故报告后，应当立即派专人赶赴现场，进行现场调查，采取有效措施，控制并消除事故影响，同时按照事故分级报告规定及时将辐射事故信息报告本级人民政府和上级人民政府环境保护主管部门、公安部门、卫生主管部门。

发生特别重大辐射事故和重大辐射事故后，事故发生地省、自治区、直辖市人民政府和国务院有关部门应当在 4 小时内报告国务院；特殊情况下，事故发生地人民政府及其有关部门可以直接向国务院报告，并同时报告上级人民政府及其有关部门。

禁止缓报、瞒报、谎报或者漏报辐射事故。

14.3　事故应急处理

从事放射源生产、进口、出口、销售、使用、运输、贮存和处置活动的单位以及从事射线装置生产和使用的单位，应当根据潜在辐射风险制订相应的辐射事故应急方案。

县级以上人民政府环境保护主管部门应当会同同级公安、卫生、财政等部门编制辐射事故应急预案，报本级人民政府批准。各相关部门应当按照职责分工做好应急准备，保持应急响应能力。

1）应急措施

发生辐射事故时，事故发生单位应当立即启动辐射事故应急预案，并采取下列部分或全部措施减轻事故危害后果：

（1）立即疏散与事故处理无关的人员，保护事故现场；切断一切可能扩大

污染范围的环节,迅速开展检测,严防对食物、畜禽及水源的污染;

(2) 对可能受放射性污染或者辐射伤害的人员,立即采取暂时隔离和应急救援措施,在采取有效个人安全防护措施的情况下,对人员去污并根据需要实施其他医疗救治及处理措施;

(3) 迅速确定放射源的种类、活度,确定污染范围和污染程度;

(4) 组织专业技术人员清除污染,整治环境,在污染现场达到安全水平以前,不得解除封锁。

2) 保护现场

发生放射源丢失和被盗事故时,事故单位应当保护好现场,并认真配合公安、环保部门进行调查、侦破。任何单位和个人不得故意破坏事故现场、毁灭证据。

3) 救治措施

对可能造成辐射伤害的人员,事故单位应立即将其送至当地卫生主管部门指定的医院或有条件救治放射损伤病人的医院,进行检查和治疗;或者请求医院立即派人赶赴事故现场,采取救治措施。

14.4　事故调查

对放射源丢失和被盗事故,由公安部门依法立案、侦查和追缴,环保部门提供技术支持。

1) 事故定级

环保部门接到事故报告后,应当立即组织专业技术人员赶赴事故现场,核实事故情况,估算受照剂量,判定事故性质及级别,提出控制措施及救治方案,并监督实施。

2) 立案侦查

当地公安部门接到放射源丢失和被盗事故报告后,应当立即派专人赶赴事故现场,负责事故现场的勘查、证据收集、现场保护和立案侦查,并采取有效措施控制事故的扩大。

3) 医疗应急

卫生主管部门按照辐射事故应急预案的要求,负责辐射事故的医疗应急。医疗应急主要针对事故中受照射人员开展医疗救治工作。

4) 总结报告

辐射事故调查结束后,由负责立案侦查的环保部门、公安部门依照有关法律、法规处理后结案。构成犯罪的,依法追究刑事责任。在结案 30 天内,写出《放射源事故总结报告》逐级上报国务院环保部门、公安部门。

对放射源丢失、被盗事故,从接到报案或检查发现之日起半年内,仍未追回所丢失、被盗的放射源或者仍未查清其下落的,由负责立案侦查的公安部门作出阶段性报告,环保部门配合并给予技术支持。阶段性报告应当详细记述侦查工作情况,说明未追回所丢失、被盗的放射源或者仍未查清其下落的原因。

14.5 事故处理

发生辐射事故的单位或个人如果违反法律、法规的规定,应依法给予罚款、承担民事责任或追究刑事责任处罚。

1) 罚款处理

(1) 对辐射事故拖延不报或不按照规定的程序和内容报告的,依照有关法律、法规规定责令限期改正,并处 2 万元以下罚款;逾期不改正的,责令停产停业,并处 2 万~5 万元罚款。

(2) 对辐射事故隐瞒不报或对辐射事故作虚假报告的,依照有关法律、法规规定吊销其许可证,并处 5 万~10 万元罚款。情节严重构成犯罪的,依法追究刑事责任。

2) 刑事责任

发生辐射事故的单位和个人拒绝、阻碍环保、公安部门的工作人员依法执行公务,构成违反治安管理行为的,由公安部门依法予以治安管理处罚。构成犯罪的,依法追究刑事责任。

3) 环保、公安责任

环保、公安部门有关工作人员,有下列行为之一的,由所在单位或上级主管部门给予行政处分;情节严重构成犯罪的,依法追究刑事责任。

(1) 在接到辐射事故报告后,不按规定要求上报和进行处理的;

(2) 在查处辐射事故过程中玩忽职守、滥用职权、徇私舞弊的;

(3) 具有其他违法行为的。

参考文献

[1] 郭江,赵晓凤,彭直兴.原子及原子核物理[M].北京:国防工业出版社,2010.

[2] 夏宗勤,朱桐,肖祥熊,等.实验核医学与核药学[M].上海:同济大学出版社,1989.

[3] 陈杞,韩玲,游冬青,等.核生物医学基础与应用基础[M].上海:第二军医大学出版社,2007.

[4] 国家质量监督检验检疫总局.GB 18871—2002 电离辐射防护与辐射源安全基本标准[S].北京:中国标准出版社,2003.

[5] 国际辐射防护委员会第 26 号出版物.国际放射委员会建议书(1977).李树德,译.北京:原子能出版社,1978.

[6] 国际辐射防护委员会第 60 号出版物.国际放射委员会建议书(1990).李德平,孙世荃,陈明焌,译.北京:原子能出版社,1993.

[7] 北京 59172 部队.防原医学与放射卫生学基础(内部发行)[M].北京:原子能出版社,1978.

[8] 王建龙,何仕均.辐射防护基础教程[M].北京:清华大学出版社,2012.

[9] 中华人民共和国放射性污染防治法.中华人民共和国主席令第 3 号.2003.

[10] 国家环境保护总局(2005)第 32 号.放射源分类方法.2005.

[11] 国家环境保护总局(2006)第 26 号.射线装置分类办法.2006.

[12] 中华人民共和国国家卫生和计划生育委员会.GBZ 130—2013 医用 X 射线诊断放射防护要求[S].北京:中国标准出版社,2014.

[13] 姜德智.放射卫生学[M].苏州:苏州大学出版社,2003.

[14] 刘长安,陈肖华.放射诊断中的医疗照射防护[M].北京:军事医学

科学出版社,2014.

[15] 潘自强,刘森林. 中国辐射水平[M]. 北京：原子能出版社,2010.

[16] 潘自强. 电离辐射环境监测与评价[M]. 北京：原子能出版社,2007.

[17] 陈伯显,张智. 核辐射物理及探测学[M]. 哈尔滨：哈尔滨工业大学出版社,2011.

[18] 中华人民共和国卫生部. GBZ 133—2009 医用放射性废物的卫生防护管理[S]. 北京：人民卫生出版社,2011.

[19] 中华人民共和国国家卫生和计划生育委员会. GBZ 178—2014 低能 γ 射线粒子源植入治疗的放射卫生防护与质量控制检测规范[S]. 北京：中国标准出版社,2014.

[20] 中华人民共和国卫生部中国国家标准化管理委员会. GB 16361—2012 临床核医学的患者防护与质量控制规范[S]. 北京：中国标准出版社,2012.

[21] 中华人民共和国卫生部. GBZ 126—2011 电子加速器放射治疗放射防护要求[S]. 北京：中国标准出版社,2011.

[22] 中华人民共和国卫生部. GBZ 168—2005 X、γ 射线头部立体定向外科治疗放射卫生防护标准[S]. 北京：人民卫生出版社,2005.

[23] 中华人民共和国卫生部中国国家标准化管理委员会. GB 16362—2010 远距治疗患者放射防护与质量保证要求[S]. 北京：中国标准出版社,2010.

[24] 国家质量监督检验检疫总局中国国家标准化管理委员会. GB 10252—2009 γ 辐照装置的辐射防护与安全规范[S]. 北京：中国标准出版社,2010.

[25] 中华人民共和国卫生部. GBZ 132—2008 工业 γ 射线探伤放射防护标准[S]. 北京：人民卫生出版社,2008.

[26] 中华人民共和国卫生部. GBZ 113—2006 核与放射事故干预及医学处理原则[S]. 北京：人民卫生出版社,2006.

[27] 毛亚虹. 辐射安全与防护管理手册[M]. 北京：中国环境出版社,2012.

[28] 国家环境保护总局. HJ/T 61—2001 辐射环境监测技术规范[S]. 北京：中国环境出版社,2001.

索　引